LOS ELIXIRES MÁGICOS

Michael Handel

LOS ELIXIRES MÁGICOS

Cómo mantenerse sano y en forma,
sin amargarse la vida

URANO
Argentina – Chile – Colombia – España
Estados Unidos – México – Perú – Uruguay – Venezuela

Título original: *Die Wunderelixiere für Glück, Gesundheit, Wohlbefinden*
Traducción: Cristina Jimena Marín

1.ª edición Marzo 2017

Toda la información, consejos, sabidurías de la vida y recomendaciones nutricionales de este libro se basan en 30 años de experiencia profesional y personal del autor, en los conocimientos de la medicina tradicional china, europea e india, en seleccionados y comprensibles resultados de investigaciones internacionales, en los testimonios de personas de todo el mundo que son especialmente felices y sanas, o que han alcanzado una muy avanzada edad y, por supuesto, en el sentido común. Todos los contenidos han sido revisados con esmero por el autor. Sin embargo, no todos los consejos son igual de apropiados para cada persona, ya que somos demasiado distintos los unos de los otros. Por ello, cada lector/a debe decidir por sí mismo/a cuáles de las recomendaciones de este libro son adecuadas para él/ella, y si debe descartar la aplicación de algunas de ellas, teniendo en cuenta sus limitaciones personales, como alguna enfermedad (o la sospecha de padecerla), alergias, cualquier tipo de intolerancia (por ejemplo alimentaria), la forma física, el estado psicológico, la situación económica y familiar, etc. Este libro tampoco puede sustituir los necesarios reconocimientos y análisis médicos, así como los medicamentos recetados. Por ello, el autor queda excluido de toda responsabilidad por los daños personales, sanitarios, económicos o materiales que pudiera causar la puesta en práctica de las recomendaciones de este libro.

Copyright © 2016 by Dr. Michael Handel
All Rights Reserved
© 2017 de la traducción *by* Cristina Jimena Marín
© 2017 *by* Ediciones Urano, S.A.U.
Aribau, 142, pral. – 08036 Barcelona
www.mundourano.com
www.edicionesurano.com

Foto del autor: Vicente Arenas

ISBN: 978-84-7953-978-8
E-ISBN: 978-84-16990-09-2
Depósito legal: B-2.678-2017

Fotocomposición: Ediciones Urano, S.A.U.

Impreso por Rodesa, S.A. – Polígono Industrial San Miguel Parcelas E7-E8
31132 Villatuerta (Navarra)

Impreso en España – *Printed in Spain*

Nuestro cuerpo y nuestra mente poseen fuerzas prodigiosas,
que podemos activar de un modo muy sencillo:
a través de una alimentación consciente
y una correcta actitud ante la vida.
Esos son los verdaderos elixires mágicos.
Más no es necesario para alcanzar:
felicidad – salud – bienestar.

Índice

2. SALUD

3. BIENESTAR

Descubrir, con placer, una nueva calidad de vida

Una antigua máxima china dice: *«el mayor error que se puede cometer en la vida es no ser feliz»*.

Nunca han estado tan presentes los temas felicidad, salud y bienestar como hoy en día. La gente jamás ha pensado tanto en la edad, el peso, el aspecto físico y el estilo de vida. Muchas revistas, libros y documentales de televisión nos bombardean con una inmensa cantidad de consejos al respecto. Los alimentos aparentemente saludables y las «bebidas milagrosas» en pequeñas botellitas se venden de maravilla. Y sin embargo, el número de las «enfermedades del mundo civilizado», como las alergias, la depresión, la demencia, el dolor de cabeza, el cáncer, las dolencias cardiovasculares, los problemas digestivos y el sobrepeso, entre muchas otras, aumenta constantemente. El consumo de medicamentos ha alcanzado gigantescas dimensiones. No obstante, todos tenemos la posibilidad de aportar mucho, con nuestras propias fuerzas, para que nuestra felicidad, salud y bienestar mejoren. Nuestro cuerpo posee la increíble capacidad de encontrar el equilibrio por sí mismo, si a una actitud adecuada ante la vida unimos una alimentación realmente saludable. No es tan difícil llevar una vida equilibrada y satisfactoria. Nuestra fuerza autocurativa es mucho mayor de lo que creemos. Con los medios más sencillos podemos conseguir casi todo. De modo que, ¡hagámoslo! Únicamente tenemos que comprender que hemos de llevar las riendas nosotros mismos.

Este libro describe, de un modo fácil de comprender, cómo hacerlo. Es una amena «guía» que muestra cómo conseguir nueva energía, satisfacción y felicidad, a través de «sabidurías de la vida» (los elixires mágicos de la mente), y cómo determinados alimentos (los elixires mágicos de la naturaleza) nos ayudan activamente en este proceso. Con esta genial combinación se puede alcanzar prácticamente todo. Independientemente de nuestra situación actual: tanto si somos jóvenes o mayores, si estamos estresados, enfermos, decepcionados, depresivos, desorientados, insatisfechos, si tenemos sobrepeso, o bien atravesamos una fase de cambio personal. Y todo esto demostrado gracias a los resultados de la ciencia moderna, la larga experiencia de muchas culturas y los testimonios de personas que alcanzan una avanzada edad y sin embargo se mantienen sanas y vitales.

Con una estructura clara y sin dar demasiadas vueltas, este innovador libro te ayudará a descubrir cosas que hasta ahora nunca habías visto desde esta perspectiva. Para comenzar, en el capítulo 1, describimos de un modo fascinante los elixires mágicos para alcanzar la **felicidad**: la premisa para una vida larga y sana. La sensación de felicidad es un arma infalible. Las personas felices son más sanas y longevas, y la felicidad incluso se puede comer. Una vez tenemos la felicidad en el equipaje, nos dedicamos, en el capítulo 2, a las sabidurías de la vida y los elixires mágicos para nuestra **salud**. Muchas enfermedades y estados depresivos pueden ser evitados, curados o notablemente aliviados con sencillas medidas. Los mayores problemas tienen a menudo soluciones tan fáciles… Nuestra última meta es, en el capítulo 3, alcanzar un permanente estado de **bienestar**, para que no solo nos mantengamos activos e irradiemos alegría de vivir en nuestra juventud, sino durante toda la vida. También para ello hay probadas sabidurías de la vida y elixires mágicos.

Cada uno de estos tres capítulos concluye con dos breves resúmenes: bajo los títulos «Asimilar» y «Probar», el lector recibe un pequeño manual que ayuda a enfocar nuestros pensamientos y nuestra alimentación hacia un futuro feliz.

Con este libro todo el mundo puede aprender el arte de vivir. Es como empezar una nueva vida; una sensación indescriptiblemente agradable. De pronto sucederán maravillas que solo estaban esperando poder acontecer por fin, y que antes creías imposibles. Seguramente, tras esta lectura, te ahorrarás muchas visitas al médico. Y tampoco te dejarás seducir por falsas promesas. No deberías sorprenderte si todo ocurre más rápido de lo que te imaginabas, ya que la felicidad, la salud y el bienestar están a tu alcance. La receta para ello, ya la tienes en la mano.

Sobre el autor

El Dr. Michael Handel reside hoy día en Stuttgart (Alemania) y Alicante. Tras realizar su doctorado en Economía —con especialización en sociología, psicología y motivación—, así como estudios complementarios en Ciencias de la Alimentación, en la Universidad de Stuttgart-Hohenheim, trabajó en prestigiosas empresas (entre otras, en el campo de la Tecnología Médica y la Industria Alimentaria), así como en una de las mayores consultorías internacionales. Sus numerosos viajes le han llevado a muchos lugares del mundo en los que hay algo que descubrir y admirar, en búsqueda de los secretos de una vida feliz, sana y satisfactoria. Con su propia consultora «Dr. Handel Consulting», asesora desde hace más de 30 años a los directivos, y sus equipos, de exitosas multinacionales. De un modo óptimo ha logrado combinar motivadoras sabidurías y elixires mágicos que mantienen el cuerpo sano y activo, obteniendo como resultado una fórmula de éxito para liberar inmensas fuerzas y alcanzar metas, tanto personales como profesionales. *Los Elixires Mágicos* es un libro que compila de un modo excepcional las experiencias del autor en estas materias. Un novedoso y efectivo enfoque de lo que realmente nos mantiene felices, sanos y satisfechos. Con *Los Elixires Mágicos* ha nacido una obra que nadie debería perderse.

Prólogo

> *Si realmente existen los milagros,*
> *este es el momento de demostrarlo.*

Este libro se dirige a todas las personas que desean disfrutar de una vida feliz, satisfactoria y sana. A todos aquellos que cada mañana quisieran despertarse con la sensación: *«la vida es maravillosa, y yo estoy justo en medio»*. Y a quienes les gustaría dormir mejor, convencidos de haber vivido un valioso día.

Sin duda, a muchos no nos va mal hoy día, pero, de algún modo, a veces tenemos la sensación de que la vida pasa de largo sin que nos enteremos. En ocasiones es la frustración cotidiana, un par de kilos de más, una enfermedad, sueños incumplidos en el pasado, o el miedo al futuro, lo que nos arruina el buen humor.

Cierra los ojos un instante y recapacita: ¿qué me gustaría hacer en este momento? ¿Qué me falta para ser realmente feliz? ¿Cómo ando de salud? ¿Me siento bien? ¿Podría arrepentirme algún día de la vida que llevo? ¿Vivo ahora, o estoy aplazando demasiadas cosas? ¿Soy quien me gustaría ser?

Si ahora mismo sientes que algo debería cambiar, si buscas nuevos impulsos, estímulos, orientación, o si ya no quieres seguir simplemente tolerando las enfermedades, las crisis vitales, el sobrepeso, el estrés o el mal humor, entonces vas a disfrutar de cada uno de los capítulos de este libro. ¡Sienta tan bien saber que existe un remedio para casi todos los problemas, que por fin vas por el camino correcto y que estás descubriendo soluciones que realmente funcionan! Es indescriptiblemente agradable volver a sentirse completamente bien y satisfecho, y comprobar que ya con pequeños cambios en tu actitud ante la vida y tu alimentación podrás alcanzar grandes metas.

Una vez te hayas decidido por este nuevo modo de vida, y además conociendo la «fórmula mágica», verás como todo se transforma positivamente. Y de la noche a la mañana, recuperarás la alegría de vivir. Todo irá mejor. Con cada pequeño éxito te sentirás más fuerte, y ganarás autoestima. La espiral de la felicidad comenzará a girar, de lo cual se beneficiarán también tu salud y tu bienestar.

Todos nosotros estamos concebidos para una vida activa. Así que vamos a plantearnos la siguiente cuestión: ¿qué es realmente importante para mí en este preciso momento? Y seguidamente nos ponemos manos a la obra, con los elixires mágicos en el equipaje. La vida no se disfruta no haciendo nada o renunciando a mucho, o bien repitiendo hasta la saciedad lo que siempre se ha hecho, sobre todo si a uno no le gusta lo que hace. *«El que no se mueve, se apolilla»* y *«quien no puede disfrutar, no puede ser feliz».* Así que, busquemos la felicidad de la manera más agradable posible. Mantengámonos activos, pero sin estrés ni presión, pues sabemos lo que queremos, y ahora estamos seguros de que vamos a llegar a nuestro destino, como si de un fantástico viaje se tratara.

Y entonces podremos afirmar plenamente convencidos: «*la vida es maravillosa, y yo estoy justo en medio*».

Independientemente de lo personales e individuales que sean tus propias metas o problemas, este libro te ayudará a encontrar las respuestas. Con sabidurías de la vida y fascinantes consejos nutricionales para la felicidad, la salud y el bienestar. Probado, demostrado, y sin receta médica. Elige los más adecuados para ti y deja que te hagan feliz.

Introducción:
Felicidad - Salud - Bienestar

> *Quien busca un milagro,*
> *a menudo no necesita ir demasiado lejos.*

1. Un pequeño libro puede hacer milagros

¿Por qué lees este libro? En realidad, solo puede haber dos motivos: lo has comprado por curiosidad y, ahora que ya lo tienes, pues te lo lees. O quizás desearías que ocurriera un «milagro» en tu vida. En cualquier caso, es una buena decisión, ya que, en definitiva, este libro trata sobre la felicidad, la salud y el bienestar, ¿y quién no desea eso?

Puede que el destino te haya dado un duro golpe y en estos momentos buscas el modo de reconducir tu vida para volver a ser feliz. Posiblemente ya hayas intentado muchas cosas que no han funcionado. Y ahora, lógicamente, quieres probar algo fiable.

Quizás tengas la leve sensación de que algo debería cambiar, de que no puedes seguir como hasta ahora. Algo falta para ser realmente feliz. También en estos casos has tomado la decisión correcta, porque este libro solo tiene una meta: mejorar tu bienestar y presentarte los elixires mágicos, con los que podrás disfrutar de una vida sana y feliz hasta una avanzada edad. Elixires mágicos que regalarán a tu cuerpo fuerza y ganas de vivir.

En el budismo tradicional se dice: «*cuida tu cuerpo y mantenlo sano, para que tu alma tenga ganas de vivir en él*». Con ello seguro que no se refieren únicamente a la ducha diaria. Gracias a los resultados de la ciencia moderna, la larga experiencia de muchos pueblos y los conocimientos de personas que alcanzan una edad muy avanzada y sin embargo se mantienen sanas y vitales, sabemos que se puede lograr mucho de un modo muy sencillo. Con una actitud correcta hacia la vida y una alimentación saludable. Y esto se puede conseguir con más frecuencia de lo que pensamos, sin médicos, sin química y sin estrés.

En las aldeas de montaña en Cerdeña, donde hay una cantidad por encima del promedio de personas especialmente viejas y satisfechas, están convencidos de que «*todos los seres humanos tenemos la predisposición a estar sanos y felices, pero la mayoría no lo sabe*». De hecho, uno de los mayores problemas en nuestro camino hacia la felicidad y la salud es que hoy día hay demasiada información equivocada, que nos confunde. Ante tanta información contradictoria, no hay quien comprenda nada y sea capaz de filtrar lo que es bueno para sí mismo y lo que no. Montones de libros y artículos en periódicos y revistas, pero también las redes sociales, y sobre todo la publicidad, nos bombardean continuamente con consejos para ser felices. Estamos totalmente desbordados. Pero con un sencillo «manual de instrucciones», que realmente funcione, sería más que suficiente. Y por fin lo tienes. Se titula *Los Elixires Mágicos*.

Olvídate de molestas dietas, de sudoríficas visitas al gimnasio, carísimas cremas antiedad y amargas pastillas de los laboratorios de la industria farmacéutica. No te dejes confundir más por los gurús de la salud y los que quieren hacer negocio a tu costa, por los que se autodenominan «sabios de la nutrición» y «filósofos de la felicidad». Pon resistencia a las efímeras modas de la salud. De todo ello te reirás cuando hayas leído este libro. La felicidad, la salud y el bienestar se pueden alcanzar de un modo sumamente relajado y natural, que además en muchos casos nos evita la visita al médico o al psicólogo, y además nos ayuda a ahorrar.

Independientemente de lo que hayas hecho hasta ahora para sentirte lo mejor posible, puede que todavía no te sientas verdaderamente bien o, en el caso de que ya seas feliz, seguro que quieres poner de tu parte para que eso siga siendo así. ¿Conoces el refrán *ayúdate a ti mismo y Dios te ayudará*»? ¿Quién podría tener interés en que tú te encuentres completamente bien? La mayoría de los médicos y psicólogos seguro que no, ya que, a fin de cuentas, ellos viven de los enfermos. Por no hablar de la industria farmacéutica. Hay demasiados medicamentos que combaten los síntomas de las enfermedades, pero no sus causas, por lo que hay que tomarlos permanentemente. También los caros productos contra el envejecimiento, o mejor dicho contra sus «efectos secundarios», mueven miles de millones. Y luego está el casi inagotable mercado de productos para adelgazar, energéticos, vitamínicos, anticolesterol, para mejorar la digestión, *light* y *ultra light,* y todo aquello que aparentemente nos hace más felices. Y además saca buen provecho el negocio de los gimnasios, que está enfocado sobre todo a las personas estresadas, a las que en lugar de una relajante pausa de mediodía, les «receta» una hora de intenso entrenamiento y, cómo no, con la indumentaria adecuada.

A pesar de que muchos de los métodos y consejos dados hasta el momento parecen no ser los adecuados, cada vez son más las personas que se convierten en víctimas de quienes hacen con todo esto un fabuloso negocio, sin darse cuenta de que se adentran en una peligrosa dependencia. Hacemos lo que la industria y los medios de comunicación nos recomiendan, o lo mismo que hacen los demás, sin reflexionar demasiado. ¿Te suena el dicho: *«aunque muchas personas hagan una tontería, sigue siendo una tontería»*? Quizás justo porque nos dejamos influenciar demasiado por la industria y las modas pasajeras, hay más personas insatisfechas que nunca, seres con enfermedades crónicas o depresiones, con sobrepeso o trastornos alimentarios. Y la cifra sigue aumentando. Ocho de cada diez chicas jóvenes con un peso muy bajo piensan que están demasiado gordas. Más del 70% de todos los adultos se calientan constantemente la cabeza pensando que comen mucho, con demasiadas grasas o muy poco sano. Uno de cada dos de nosotros cree que su vida podría ser mejor, pero que no puede cambiar nada. Más del 50% de la población se resigna a vivir con enfermedades, molestias crónicas o dolores que aparecen con regularidad. Quizás ha llegado el momento de no tolerar todo esto. Ya que muchas enfermedades se pueden evitar, curar o aliviar. Nadie debería llegar a sufrir una depresión. Ser feliz y sentirse realizado está en nuestra mano. Deberíamos librarnos de la idea de que todo ha de seguir siempre como hasta ahora, e intentar averiguar las verdaderas causas, para, seguidamente, combatirlas de un modo natural.

No es tan difícil vivir feliz y satisfecho, si se conoce la fórmula mágica para ello. Exactamente esa fórmula prodigiosa es lo que vas a descubrir ahora: los mejores elixires mágicos en forma de sabidurías de la vida y consejos nutricionales para cada situación. ¡Ilusiónate con un nuevo comienzo!

Es como si fueras a planificar un bonito viaje. En este caso, estás planificando el viaje más importante que existe: el viaje de tu vida. Y al hacerlo te preguntas qué es realmente importante a partir de ahora para ti, o cómo puedes convertir en realidad tus ideas, esperanzas o anhelos. Este libro te ayudará a encontrar las respuestas. Las orientadoras experiencias de muchas personas que ya conocen las soluciones de tus problemas, así como los asombrosos resultados de las investigaciones científicas, se convertirán en la «guía» que te acompañará durante tu viaje con destino «felicidad, salud y bienestar».

Para que nada estropee este estupendo viaje, nuestra guía contiene sabidurías de la vida que te ayudarán en las situaciones complicadas, así como recomendaciones para un pequeño botiquín de viaje con elixires mágicos, los cuales se pueden adquirir fácilmente, y te darán la seguridad de no «morder la manzana equivocada», pero sin renunciar a nada que sea delicioso y bueno para ti durante el viaje. Estos elixires mágicos actúan de forma preventiva para evitar que caigamos enfermos durante el viaje. Pero en el caso de que sin embargo enfermemos, o si el camino nos exige un esfuerzo excesivo, sus beneficiosos efectos también nos ayudarán a superar las dificultades.

Por supuesto, estos elixires mágicos no provienen de los laboratorios químicos de la industria farmacéutica. Sus efectos se basan en la fuerza y la sabiduría de la naturaleza, así como en los conocimientos de las personas que han demostrado que los seres humanos no somos víctimas de nuestros genes, sino que somos capaces por nuestras propias fuerzas de vivir felices, sanos y satisfechos hasta una avanzada edad. Cuánta razón tenían nuestros abuelos al decir que «*contra cada padecimiento crece una planta*».

Para tener siempre a mano estos elixires mágicos, por si los necesitas (como un botiquín de viaje), te recomiendo un pequeño armario —tu «armario de elixires mágicos»— y un rincón especial en la nevera. También podría ser un espacio reservado en una de las estanterías de tu cocina. Quizás el lugar donde guardas bonitos libros de cocina, recetas o cosas especiales. La mayoría de los elixires mágicos se pueden almacenar fácilmente y requieren poco espacio. A fin de cuentas, no queremos complicarnos la vida de un modo innecesario. Con cada capítulo de este libro, tu pequeño armario de elixires mágicos se irá convirtiendo en un verdadero cofre lleno de tesoros para las distintas situaciones de la vida.

Tras leer este libro, lo mejor sería ponerlo cerca de dicho armario, o en un lugar visible de la cocina. Así podrás revisar los temas que sean importantes para ti en un momento determinado, o bien recordar algunas útiles sabidurías de la vida si de vez en cuando necesitas un poco de motivación o ánimo. En cualquier caso, este libro será tu fiel acompañante en el viaje de tu vida.

De este modo, tú mismo te convertirás en tu mejor médico, asesor y diseñador de tu vida. Te prometo que tras la lectura de este libro verás muchas cosas con otros ojos y descubrirás un nuevo mundo. Para mí, como autor del libro, supondría una gran alegría si pudiera contribuir a que disfrutes de una vida realmente plena, sana y larga, que evites enfermedades, o bien te recuperes más rápidamente de ellas, y que recomiendes este libro con total convicción a todas las personas que sean importantes para ti.

> *A menudo, lo que puede parecer un milagro, no lo es.*

2. Los elixires mágicos existen realmente

¿Es un milagro si una persona come con mucho gusto y lo que le apetece, y sin embargo no engorda, si una grave enfermedad desaparece como por arte de magia, si alguien muy mayor parece como si hubiera tomado el elixir de la juventud eterna, y todo ello sin médicos, química y estrés?

¿Es un milagro que haya gente que con 90 años todavía practica deporte, sube montañas y demuestra un alto rendimiento mental en distintas actividades? ¿Es cuestión de suerte si solo se va a los hospitales a visitar a alguien, y nunca como paciente? ¿Es posible que alguien esté casi siempre de buen humor?

¿Es cosa del destino que las personas envejezcamos de un modo tan distinto, que las desagradables molestias cotidianas o enfermedades nos amarguen la vida y que no disfrutemos de nuestro día a día? ¿Es normal que tengamos la constante sensación de que nos falta algo en la vida? ¿Es casualidad que de buenas a primeras suframos un ictus o un cáncer?

¿Necesitamos de veras todos los aparentemente tan saludables productos de la industria alimentaria, o estaríamos mejor si renunciáramos a algunos de ellos? ¿Nos dejamos influenciar demasiado por los mitos y rumores que hay sobre la nutrición?

La satisfacción, la felicidad y la salud, pero también nuestros pequeños y grandes éxitos, no suelen ser producto del azar. Son el resultado de nuestra actitud ante la vida y nuestra alimentación. Incluso las curaciones espontáneas y el hecho de que haya personas a las que parece que nada les sale mal no son milagros. Si nuestra vida estuviera predeterminada por la casualidad, entonces no habría grupos de la población que estuvieran especialmente sanos o tuvieran una longevidad por encima de la media, no habría regiones en la Tierra donde no existen determinadas enfermedades y probablemente tampoco habría personas que van de un éxito al siguiente. Tenemos mucho más de lo que pensamos en nuestra propia mano. Todo tiene una sencilla explicación.

Paralelamente a mi profesión como asesor de empresas, llevo más de 30 años estudiando intensamente los temas «sabidurías de la vida», «elixires mágicos» y «logro de objetivos». He podido comprobar los positivos resultados no solo en mis clientes, sino también en mí mismo. Cada uno de nosotros atraviesa en algún momento una crisis personal, una enfermedad, o recibe un duro e inesperado golpe del destino. Todos tenemos nuestros problemas personales, pero no por ello tenemos que desesperarnos. Con mayor frecuencia de lo que pensamos, hay una solución. O, como suelen decir los budistas: «*en cada problema hay una posibilidad*».

Estos conocimientos son los que voy a compartir contigo con mucho gusto, para que consigas cosas que hasta ahora casi no podías ni imaginar. Independientemente de lo que desees para poder llevar una vida plena: tanto si necesitas energía y empuje para dar un cambio a tu vida profesional; si quieres prevenir, aliviar o curar alguna enfermedad; si deseas superar un bajón emocional; alcanzar tu peso ideal sin pasar hambre; o bien mantenerte activo y tener un aspecto joven y saludable... Te sorprenderá ver que ciertos elixires mágicos y una nueva forma de pensar te devolverán la alegría de vivir. Pruébalo. Te sentará bien.

En la vida hay instantes maravillosos escondidos por todas partes.

3. ¿Preparado para disfrutar de un modo prodigioso?

Quizás tras leer esta introducción estés con buen ánimo y con ganas de descubrir qué viene a continuación. Tu intuición no te va a decepcionar, ya que con este libro no te vas a convertir ni en un «apóstol de la salud», ni en un atormentado perfeccionista. Justo lo contrario: comprobarás que se puede estar sano y de buen humor sin exponerse a una presión constante e insoportable. Para alcanzar las metas, no es necesario torturarse. Eso no llevaría a nada en absoluto. Pues la presión y el esfuerzo excesivo, así como el dejar de disfrutar de las cosas bellas de la vida, no nos ayudan a estar más sanos y ser más longevos, ni a tener más éxito, sino que en realidad debilitan nuestro sistema inmunológico, nos hacen más vulnerables ante las enfermedades, y nos roban energía vital y ganas de vivir. Tarde o temprano nos rendimos, o nuestro cuerpo nos obliga a parar. Un claro ejemplo de ello son los deportistas de élite, los cuales, según las estadísticas, tienen una esperanza de vida menor que los fumadores, y a menudo sufren enfermedades cardiovasculares, infecciones, asma provocada por el deporte o tienen un sistema inmunológico débil. Los científicos norteamericanos lo denominan «la paradoja del maratón». Los médicos deportivos han averiguado que participar en un maratón incluso puede dañar el corazón.

Cualquier tipo de exageración (y más adelante lo comprobaremos), tanto en el deporte como en la alimentación, o incluso en nuestros pensamientos, tiene efectos negativos sobre nuestra vida. Por el contrario, la felicidad, el goce, la alegría de vivir, metas realistas, actividades moderadas y una actitud adecuada, favorecen nuestra salud, nuestra energía interior y fuerza personal. ¿Has oído hablar de los telómeros? Son los extremos de los cromosomas, nuestro «reloj genético». Al envejecer, los telómeros se acortan, y al hacerlo, por un lado aumenta el riesgo de sufrir una gran variedad de enfermedades, como por ejemplo alzhéimer, cáncer o infarto de corazón, y por otro se acelera el proceso de envejecimiento. Estudios actuales sobre la esperanza de vida y la salud demuestran que las personas felices y equilibradas tienen telómeros más largos (también durante la vejez) que las personas infelices. Dicho de otro modo, cuanto más nos preocupemos, cuanto más nos calentemos la cabeza con problemas, o hagamos cosas que no queremos hacer, menos años viviremos y más aumentará el riesgo de padecer dolencias. A las enfermedades les encanta vivir en cuerpos infelices. Por esta razón, este es un libro que te invita a disfrutar. Con él me gustaría acompañarte en tu camino hacia una felicidad duradera, sin privarte ni un ápice de la alegría de vivir, pues en definitiva eso es lo que más importa.

En el **capítulo 1** hablaremos sobre las «sabidurías y los elixires mágicos para la **felicidad**»: los requisitos básicos para una sana y larga vida. La sensación de felicidad es un arma infalible. Las personas felices son más longevas y están más sanas, la felicidad se puede incluso comer, y ser feliz no es tan difícil como parece. Incluso en fases depresivas, en crisis existenciales o cuando se pierde la orientación, hay sabidurías y elixires mágicos que nos ayudan a encontrar el camino. Descubriremos lo que realmente nos hace felices, y al hacerlo habremos alcanzado una etapa importante de nuestro viaje vital. Con la felicidad en el equipaje, se superan mejor todos los problemas. Comprobarás qué bien te sientes cuando no viajas solo, sino acompañado de la felicidad.

Para emprender —o mejor dicho, continuar— nuestro viaje lo más sanos posible y con mucha alegría de vivir, dedicaremos el **capítulo 2** del libro a las «sabidurías y elixires mágicos para la **salud**». No nos engañemos, nadie tiene una vida totalmente armónica y perfecta; a todos nos toca soportar desagradables molestias. No siempre podemos estar de buen humor, y para muchas personas las enfermedades o los trastornos físicos son un permanente acompañante. Pero, ¿te imaginabas que podrías haber provocado tú mismo inconscientemente algunas de tus dolencias? ¿Que con esas enfermedades tu cuerpo te quiere comunicar algo? ¿Sabías que el mero pensamiento de que estás comiendo demasiado (o los alimentos inadecuados) podría originar reacciones en el cuerpo que generan sobrepeso? ¿Sabías que pensar en positivo actúa en nuestros órganos internos como un elixir de la vida, refuerza el sistema inmunológico y hasta moviliza nuestra capacidad de autocuración? Te asombrará descubrir los fascinantes conocimientos que hay respecto a nuestra salud, y qué equivocados estamos a veces al creer que con determinadas medidas nos estamos haciendo algo beneficioso.

Si pones en práctica los probados conocimientos que leerás a continuación, verás qué bien te va todo a partir de ahora en lo relacionado a la felicidad y la salud. Es como si por fin saliera el sol, tras varios días de lluvia, y sentimos su efecto cálido y estimulador. De pronto el mundo brilla con una nueva luz.

Y por si todo ello fuera poco, todavía podemos añadir algo más, para sentirnos realmente bien. Quizás tienes grandes planes, quieres alcanzar nuevas metas, y te vendría bien una porción extra de energía y resistencia; quizás una buena forma física y tu aspecto tienen especial relevancia para ti; o quieres mantenerte muy activo hasta una edad avanzada. También para estos casos hay sabidurías y elixires mágicos. El **capítulo 3, «bienestar»**, trata de cómo podemos crear nuestra particular atmósfera de bienestar, y nuestro propio programa antiedad.

Ahora ya no hay ningún obstáculo en tu viaje hacia la felicidad, salud y bienestar. Comiénzalo lleno de ilusión y confianza. Te recomiendo leer un capítulo tras otro, incluso si a primera vista encuentras algún tema especialmente importante para ti. Pronto comprobarás que todo está interrelacionado, del mismo modo que las páginas de este libro. Ponte cómodo/a, tómate un poco de tiempo y empieza a ilusionarte con el positivo cambio que va a dar tu vida. ¡Que disfrutes leyendo y buen viaje!

1

Felicidad

> *No deberíamos asombrarnos,*
> *si de pronto ocurren milagros.*

1. Las personas felices son más longevas

Independientemente de lo que nos ocurra, el llevar una vida feliz o infeliz está en nuestra propia mano. Siendo así, mejor nos decantamos por la alternativa de la felicidad, ya que todos los nuevos estudios confirman, sin lugar a dudas, que la felicidad y la alegría de vivir facilitan el alcanzar una edad avanzada, gozando de buena salud. Un claro ejemplo de ello es el proyecto de investigación que se llevó a cabo en un convento de monjas, las cuales fueron divididas en dos grupos: uno estaba compuesto por las monjas que al ingresar en el convento tenían una actitud positiva, y el otro por aquellas que tenían un estado de ánimo más bien negativo. Es decir, las optimistas y las pesimistas. La vida cotidiana de unas y otras en el convento era casi idéntica. Sin embargo, más del 90% de las monjas positivas alcanzaron una edad por encima de 85 años, mientras que en el grupo de las que tenían tendencia a estar de mal humor, fallecieron más del 70% antes de cumplir los 85 años. Una prueba evidente: las personas felices son más longevas.

La sensación de felicidad es una fórmula científicamente probada que nos hace inmunes a las crisis emocionales y nos da fuerza para disfrutar de una larga vida. Pero, ¿puede cada uno de nosotros ser feliz así como así, fácilmente? Sí, según la ciencia moderna, es posible, y muchas personas felices de todo el mundo lo han demostrado. La investigación de la felicidad (también denominada psicología positiva) ha constatado que no son las grandes cosas las que proporcionan felicidad y bienestar. Más bien son esas pequeñas cosas cotidianas, accesibles a todos nosotros, las que enriquecen nuestra vida. Así que la felicidad no es una casualidad, ni es cuestión de suerte. Pero sí se puede aprender a ser feliz, ya que ante todo depende de la actitud con la que observamos la vida. Las circunstancias exteriores no son tan determinantes como a menudo pensamos.

Según los resultados de un estudio realizado en todo el mundo, las personas que se desprenden de lastres superfluos y practican el conocido *simplify your life* (simplifica tu vida), son más felices con menos (menos objetos innecesarios, menos ropa, menos obligaciones, un coche más pequeño, una vivienda más modesta, menos exigencias…) que las personas que se complican la vida con excesiva abundancia. Josef Geyer, un conocido escritor y periodista suizo, llegó al fondo de la cuestión al afirmar: «*por ambas cosas deberíamos estar agradecidos, por lo que tenemos, y por lo que no necesitamos*».

Un método infalible para evitar la felicidad es el excesivo perfeccionismo, que con frecuencia surge al compararnos con los demás. Deberíamos, tendríamos que, podríamos... Los demás también lo hacen, son más rápidos, mejores, más ricos, más divertidos... Son pensamientos que crean presión del éxito y frustración. Y con ello únicamente logramos estresarnos. En estas situaciones de estrés, nuestro cuerpo produce «hormonas de alarma», como cortisona, adrenalina y endorfinas. Con lo cual comienza un círculo vicioso de miedo, insatisfacción, insomnio, trastornos alimentarios y mucho más. Justo lo contrario de la felicidad. Y la industria participa con mucho gusto en este juego. Según las previsiones actuales, en un futuro próximo se venderán más de 100 millones de *smartwatches* y *wearables* por año. Se trata de relojes de pulsera, gafas y prendas de vestir que controlan casi cada paso de nuestra vida. El pulso, la calidad del sueño, el consumo de calorías, la ingesta de alimentos, la temperatura corporal y hasta nuestras costumbres cotidianas. Lo que a primera vista puede parecer simpático, en realidad nos transmite una constante sensación de culpa o mala conciencia, si no cumplimos «el ideal». Esos juguetitos nos provocan de ese modo un continuo estado de tensión. Nunca llegamos a estar realmente satisfechos. No vivimos ahora y aquí, sino que nos orientamos por normas externas y nos pasamos la vida intentando perfeccionarnos.

Pero la felicidad también significa disfrutar del momento, sin mirar constantemente el reloj. Los fabricantes de estos aparatos pueden acceder a nuestros datos personales a través de aplicaciones de internet (*Apps*). Nuestro perfil personal, nuestros gustos y aficiones, están rápidamente a disposición de los profesionales de la publicidad y el marketing, quienes, con nuevos y efectivos métodos, intentarán cautivarnos cada vez más. Dejamos de ser nosotros mismos. Vivimos en una sociedad dominada por la industria, que lamentablemente no desea que decidamos libremente. Esta sociedad nos quiere como marionetas, para poder vendernos lo que ha de ser vendido. Naturalmente, todo con la promesa de hacernos felices. Por desgracia, esta «felicidad industrial» se basa únicamente en el «tener» y no en el «ser». Pero si uno sabe que la felicidad consiste indudablemente en ser libre, es decir, en evitar obligaciones y presiones impuestas por terceros, entonces uno puede plantearse la cuestión: ¿qué ha sido de nuestro sentido común?

Para ser verdaderamente felices deberíamos desenmascarar a los falsos profetas y tomar las riendas de nuestra vida. Solo así podremos llegar a tener una vida plena.

La vida está llena de pequeños milagros.

2. Las personas felices están más sanas

Quien es feliz no solo es recompensado con más años de vida, sino también con una mejor salud. Si conseguimos convertirnos en seres felices, independientemente de las circunstancias por las que estemos atravesando, ello tendrá efectos muy positivos en nuestro estado de salud. La sensación de felicidad puede obrar milagros. Quien es feliz enferma con menos frecuencia y se recupera con mayor celeridad, ya que sus «fuerzas autocurativas» se desarrollan mejor y su sistema inmunológico es más fuerte que el de las personas infelices. La salud empieza en la mente, y la palabra mágica para ello es «felicidad». Incluso si, por algún motivo, todavía no es posible hablar de un verdadero sentimiento de felicidad, sienta bien saber que ya los pensamientos y sentimientos positivos como la satisfacción y el bienestar, o bien los pequeños éxitos y el firme propósito «¡lo conseguiré!», tienen efectos beneficiosos sobre nuestra salud. Científicamente, eso tiene una sencilla explicación: las sensaciones positivas y los buenos propósitos causan una mayor actividad en determinadas partes del cerebro, las cuales, a su vez, hacen que nuestro cuerpo, al haber recuperado las ganas de vivir, empiece a disfrutar del momento, o por lo menos perciba una buena perspectiva, y por ello hace todo lo posible para sanar o mantenerse sano.

Muchos proyectos de investigación internacionales muestran también que las personas felices están solas con menor frecuencia, lo que las protege de enfermedades y de envejecer prematuramente. Por lo tanto, la felicidad es el mejor médico que podemos tener. Así que ahora vamos a ir juntos en su búsqueda.

La felicidad incrementa de un modo prodigioso, si le das una oportunidad a diario.

3. Lo que realmente nos hace felices

La felicidad es la llave para una vida sana y satisfactoria, y no debería aplazarse a un futuro incierto, ya que quién sabe si lo viviremos… La felicidad está a nuestro alcance cada día y en ningún otro momento que en el presente. Es decir, cada día decidimos nuestra suerte de nuevo. Pero, ¿qué es en concreto lo que nos hace realmente felices? Felicidad, ¿cómo se consigue? De un modo sorprendentemente sencillo, ya que son las pequeñas cosas de la vida las que realmente influencian nuestro estado de ánimo. La felicidad nos «acecha» en todo momento de la vida. Hay tantas cosas que podemos hacer para alcanzarla. Estas ocho efectivas ideas te ayudarán:

- Cuidar las relaciones personales.
- Regalar sensaciones agradables.
- Sonreír con frecuencia.
- Estar en armonía consigo mismo.
- Descubrir nuevas ilusiones.
- Simplificarse la vida.
- Aceptar retos.
- Practicar pequeñas rutinas.

«Nada es imposible», dicen los optimistas. Recuerda: no hay mayor error en la vida que no ser feliz.

Cuidar las relaciones personales

¿Por qué nos gusta tanto ver series o películas como «*Cuéntame*»? Quizás porque al verlas nos sentimos partícipes de relaciones personales que nos transmiten felicidad. Vivir juntos aventuras y desventuras, apoyarse y consolarse mutuamente, celebrar juntos los éxitos, no tomarse la vida demasiado en serio y reírse de las desgracias. Ya que nuestra vida cotidiana es como una montaña rusa, hay una gran diferencia si uno está o no en buena compañía y en un entorno agradable. Todo parece más sencillo y la vida más llevadera si no hay que enfrentarse solo a ella. Hasta las personas más fuertes necesitan gente que les apoye. Casi no existe una fuente de felicidad más efectiva que el disfrutar de buenas relaciones personales. En ello incluso coinciden los científicos de todo el mundo. El intercambio y la familiaridad con otros seres humanos es imprescindible para nuestro bienestar. Quien está rodeado de un grupo estable de amigos y familiares pasa por la vida más sano y satisfecho.

Pero las relaciones sociales requieren dedicación, hay que cuidarlas. De la nada no surge nada. Sobre todo en las regiones del mundo donde la gente es más longeva, tienen por costumbre quedar con regularidad con un agradable círculo de amigos. Disfrutan de una copa de vino y conversan sobre todo tipo de temas, importantes y menos importantes, sobre la vida cotidiana y los problemas del día a día. Y se ayudan en todo lo que pueden. Si, en nuestra frenética sociedad, nos falta el tiempo para quedar con frecuencia con los amigos, entonces por lo menos deberíamos coger el teléfono de vez en cuando y llamarles. O al menos permitirnos, aunque sea de tanto en tanto, una agradable tarde con amigos, familiares o la pareja. Sin lugar a dudas, eso proporciona más felicidad que ver la televisión.

También el amor y una relación armónica nos hace felices, y no solo cuando estamos recién enamorados. Está científicamente probado que las personas que tienen una relación estable están más sanas, son más resistentes y saben enfrentarse mejor a las situaciones difíciles y a las desgracias. La gente que está felizmente casada es la que más se beneficia de estos efectos positivos. Los investigadores de la felicidad están de acuerdo: las personas casadas son más felices que las solteras, divorciadas o viudas. Además, en los matrimonios se detecta un menor riesgo de sufrir enfermedades y una mayor esperanza de vida. Padecen menos frecuentemente problemas cardiovasculares e incluso determinados tipos de cáncer. Las parejas que se llevan bien tienen hasta mejores valores sanguíneos que otras personas.

No obstante, y esto es decisivo, tanto las amistades, como las relaciones de pareja, únicamente son garantía de felicidad si son armónicas y no nos hacen sufrir. Es decir, que solo deberíamos rodearnos de personas que no nos quiten el buen humor. Hay que alejarse de los seres tóxicos. Deberíamos decidir a quién aceptamos en nuestra vida siguiendo el lema «mejor calidad que cantidad». En cuanto a las relaciones de pareja, es aconsejable tomarse el tiempo suficiente para disfrutar juntos de buenos momentos. En lugar de malgastar el tiempo con actividades superficiales o innecesarias, a veces sería más sensato cuidar la relación. Nuestra salud se beneficiaría de ello.

Regalar sensaciones agradables

Es posible regalarse a sí mismo una buena ración de felicidad. No es nada difícil y los efectos son geniales. Las sensaciones agradables producen sentimientos de felicidad, y además con resultados inmediatos. Hay muchas posibilidades para despertar en nosotros sensaciones placenteras. A continuación te presento tres de ellas:

- Un abrazo.
- Un masaje.
- Un momento de placer.

Un simple abrazo es más que suficiente para darnos una gran dosis de energía positiva. En innumerables estudios se ha demostrado que las personas que se abrazan a menudo sufren menos estrés, o tienen más capacidad para reducirlo, y padecen con menos frecuencia de hipertensión. Los sentimientos de reconocimiento, valoración y cercanía que surgen al recibir un abrazo lo convierten en un auténtico y espontáneo potenciador de la felicidad. Siendo así, no es de extrañar que el «regalar abrazos» sea tan popular en muchos países. En España, incluso hubo un grupo de personas que iban por las calles regalando abrazos, y tuvieron tal éxito que hasta salieron en todos los medios de comunicación. En los Estados Unidos y en la India existen las ceremonias del abrazo, en las que participan miles de personas. En muchos países las personas no se saludan dándose la mano, sino con un cariñoso abrazo, a menudo con un par de besos en las mejillas. Y adivina quiénes son más felices, ¿los más bien distantes fans de los apretones de mano, procedentes de los ricos países del norte, o las personas que reparten cariño generosamente?

También con un masaje te regalas momentos agradables, que estimulan en tu cuerpo una inmediata sensación de bienestar. Incluso un estado de ánimo depresivo puede ser mejorado mediante un masaje. Según estudios médicos se puede medir el poder reconfortante de los masajes. Activan en el cuerpo una reacción en cadena de impulsos de placer, que no solo contribuyen a la regeneración y al bienestar, sino que también aceleran los procesos curativos y refuerzan el sistema inmunológico.

Es bueno saber que los pequeños y grandes momentos de disfrute —incluso el pensar en ellos— nos proporcionan felicidad. Si aprendemos a confiar más en nuestros sentidos, y volvemos a gozar con más frecuencia, sin duda seremos más felices y estaremos más sanos. Justo cuando más infelices nos sintamos, más deberíamos permitirnos cosas placenteras y «renunciar a la renuncia».

Ya lo afirmaba Goethe: «*en la vida se alternan el sufrimiento y el placer. Disfruta cuando puedas y sufre solo cuando debas*». Por ejemplo, durante una buena comida surgen gratas sensaciones. Está científicamente probado que una comida deliciosa produce hormonas de felicidad en nuestro cuerpo, crea una sensación de bienestar, vence estados de ansiedad y hasta aumenta la autoconfianza. Se activan todos los sentidos: el gusto, el olfato, el oído, e incluso la vista colabora. Pero, y esto es decisivo, solo si lo hacemos con gusto, es decir, si comemos alimentos que nos gustan, sin tener mala conciencia. Con una actitud negativa hacia la comida podemos originarnos considerables daños.

Y aquí se confirma una antigua sabiduría filosófica: «*para todo se necesita determinación, hasta para disfrutar*». A los franceses, italianos y españoles, por ejemplo, se les da bastante bien. Para ellos las palabras «*manger*», «*mangare*» o «comer» están vinculadas a algo bueno y sociable, que enriquece su vida. En otros países, por desgracia, mucha gente relaciona el comer con algo negativo o con una molesta pérdida de tiempo, y mientras comen les acosa una sensación de culpabilidad. Y adivina de nuevo quiénes son más felices, longevos y sanos. Sí, correcto, la gente del sur, que disfruta más de las buenas cosas de la vida porque han desarrollado una «cultura del disfrute». Y por ello la «esperanza de vida saludable» (la cantidad de años sin problemas de salud constantes) en España está claramente por encima de la media europea. Una actitud muy parecida hacia el tema del disfrute se encuentra también en las llamadas «zonas de longevidad» del mundo. ¡Qué lástima que la creciente globalización esté mermando poco a poco esta cultura del disfrute!

Así que busca conscientemente placer para tus sentidos. Prueba de vez en cuando algo nuevo: nuevos aromas, sensaciones, sabores, imágenes… Si quieres, incluso podrías escribir un «diario de la felicidad» en el que solo anotes los momentos agradables de tu vida. Con ello desviarás tus pensamientos hacia los momentos de felicidad, y no solo el escribirlos, sino también el releerlos, te pondrá de buen talante una y otra vez.

Sonreír con frecuencia

Un viejo refrán alemán dice: *«ningún medicamento puede sustituir una sonrisa»*. Una simple sonrisa puede obrar verdaderos milagros, y no solo en nuestro cuerpo, sino también en nuestros semejantes. En la filosofía de la vida india encontramos la frase: *«la sonrisa que tú envías, regresa a ti en forma de felicidad»*. Por ello, no es de extrañar que, incluso en nuestro mundo virtual, el pequeño y amarillo *smiley* (emoticono sonriente) sea uno de los símbolos que más enviamos a los amigos. Con él, regalamos a los demás y a nosotros mismos una sonrisa. Así que sonreír tiene un efecto doblemente positivo: ganamos amigos, mientras que nos hacemos algo bueno a nosotros mismos.

¿Cuándo te has reído por última vez? Ojalá no haga mucho tiempo, ya que reír hace a la gente realmente feliz. Y ni siquiera es determinante si te apetece reír o no. Incluso una sonrisa forzada puede hacer milagros. Si sonríen los labios, sonríe el corazón. Cuando sonreímos, nuestro cuerpo entra en un estado de relajación: una condición importante para la eliminación del estrés y la sensación de felicidad. Las funciones corporales pasan del modo de alarma, o de un estado negativo, al modo «me siento bien». La energía positiva regresa. Intenta pensar en algo que te molesta actualmente, y sonríe al hacerlo. Enseguida te darás cuenta del increíble efecto que puede provocar una sonrisa. Intenta sonreír cuando te mires al espejo o cuando te cruces con otras personas al ir de compras, en la oficina, en los restaurantes, en casa… No importa dónde. Siempre se ofrece una oportunidad para sonreír. Te gustará comprobar qué bien sienta, y las reacciones de los demás te sorprenderán positivamente.

Estar en armonía consigo mismo

¿Estás a gusto contigo mismo, tal como eres ahora? ¿Crees que lo que haces tiene sentido y te dedicas a ello con alegría? ¿Pasa el tiempo volando, o miras el reloj constantemente hasta que por fin acaban las molestas actividades o los aburridos momentos? ¿Te alegras de vivir un nuevo día, o estás atrapado en la rutina? ¿Te gustaría ser distinto? ¿Cuánto tiempo aguantas sin quejarte por cualquier cosa?

Reflexiona tranquilamente sobre estas preguntas. Pasa

revista mentalmente a los últimos días. ¿Has hecho algo con lo que has sido realmente feliz? O, dicho de otro modo: ¿qué has hecho solo porque se esperaba de ti que lo hicieras, o qué actividades te has forzado a realizar, aun cuando no tenías las más mínimas ganas? Cuantas más respuestas se te ocurran a esta última pregunta, menos vives en armonía contigo mismo. Con demasiada frecuencia no somos auténticos y, mirándolo bien, llevamos una vida que no encaja con nosotros. Justo lo contrario de felicidad y satisfacción. Lástima, pues el mayor error en la vida, es no ser feliz.

Sorprendentemente, en nuestra sociedad eso es de lo más habitual, ya que hay estudios psicológicos que demuestran que un 80% de todos nosotros nos dejamos llevar por circunstancias externas, y nos conformamos con la situación. A menudo lo hacemos porque creemos que, de todos modos, no es posible hacer otra cosa, o incluso sería egoísta no adaptarnos. Pero este punto es muy discutible. En primer lugar, se puede hacer mucho más de lo que pensamos, y no es la realización personal, sino el adaptarse, lo realmente egoísta. Francamente, no nos adaptamos por el bien de los demás, sino por nosotros mismos. Por el reconocimiento, el aprecio, la valoración… Facebook se aprovecha de este comportamiento con un genial ardid psicológico. Cuando publicas algo que les gusta a los demás, esos amigos virtuales pueden darte su «me gusta». Es decir, un halago por ordenador, y todos esos virtuales amigos pueden ver cuántos halagos has recibido, ya que el sistema suma todos los «me gusta». De ese modo caemos cada vez más en una especie de competencia, y nos esforzamos en interpretar el papel perfecto; nos comportamos tal como queremos que los demás nos vean.

Para ser verdaderamente felices, deberíamos cambiar nuestro modo de pensar, pues esa breve felicidad nos puede llevar a una peligrosa crisis, al dejar de ser nosotros mismos. La experiencia nos enseña que las personas que hacen lo que consideran correcto tienen más éxito profesional, se sienten más satisfechas y gozan de mejor salud. Si a partir de ahora decides ser más fiel a ti mismo, ganarás otro punto más a favor de tu felicidad.

Descubrir nuevas ilusiones

Si buscamos personas que sean plenamente felices, las encontraremos entre las que planean algo interesante, acaban de tener un hijo, hacen un viaje especial, tienen aficiones que les entusiasman… Los proyectos y las metas proporcionan felicidad, y el anhelo es el primer paso. El profundo deseo de ser feliz nos despierta las ganas de actuar. Ese anhelo te empuja hacia delante. «*El anhelo es como el viento que empuja nuestro velero*», decían los antiguos fenicios. Y detrás del anhelo se encuentra la alegría anticipada. Quien tiene anhelos en la vida, se mantiene activo. Y hasta la alegría anticipada, al imaginar que un deseo pueda convertirse en realidad, ya nos hace felices. La voz popular dice: «*la alegría anticipada es la alegría más hermosa*». Y es cierto, ya que la expectativa de vivir algo bueno produce en nuestro cerebro grandes cantidades de dopamina, una hormona de la felicidad. La alegría anticipada provoca en el cuerpo las mismas reacciones positivas que nos causa la alegría de vivir un momento bonito.

¿De qué te alegras en estos momentos? ¿De qué sientes anhelo? ¿Qué deseas desde lo más profundo de tu corazón?

Cuando contestes a estas preguntas, ten cuidado de no confundirte con falsos anhelos. Ya que hay deseos que tan solo pueden crearte insatisfacción, que te roban la paz interior y desgastan mucha energía. Por ejemplo, si das demasiada importancia al aspecto físico, al dinero y a la competencia con los demás. Los verdaderos anhelos son aquellos que puedes imaginarte concretamente, que ves claramente en tu mente, y que te animan con tan solo pensar en ellos. Es decir, una verdadera ilusión que te motiva, te proporciona una buena dosis de energía y hace que nazca una nueva dinámica en tu mente. La felicidad se hace palpable. Tu cuerpo la reconoce de inmediato y te apoya con todas sus fuerzas para que alcances tu meta deseada. Nuestros anhelos son nuestras oportunidades y el secreto de nuestro éxito. Tanto si deseas superar una enfermedad, abordar un nuevo reto, o simplemente planear unas vacaciones, tu cuerpo hará todo lo posible por ayudarte. Saltará obstáculos y pondrá a tu disposición grandes cantidades de energía. Siente anhelos y empieza a actuar; ese es el camino más directo hacia la felicidad y la salud.

Simplificarse la vida

¿Tienes la sensación de vez en cuando de que tu vida es complicada? A pesar de que en comparación con la generación de nuestros padres generalmente trabajamos menos hoy día, muchos de nosotros estamos desbordados y sentimos que a nuestros días les faltan horas. Todo es cada vez más complicado. Hay demasiadas cosas que nos roban tiempo, energía y diversión, empezando por cosas tan banales como armarios rebosantes en los que nos cuesta encontrar lo que buscamos, un escritorio demasiado lleno en el que casi no queda sitio para trabajar, numerosos contratos con compañías de seguros, complicados asuntos económicos (inversiones, etc.), compromisos y obligaciones con amigos, demasiadas citas y mucho más.

¿Te puedes imaginar lo agradable que sería echar un vistazo a un armario ordenado y no abarrotado, encontrar por las mañanas un escritorio vacío, simplificar todas las cosas complicadas de tu vida y limitar tus obligaciones y citas de modo que no te agobien? En pocas palabras: «hacer limpieza general» y deshacerte de las cargas innecesarias. Entonces, respirar profundamente y sentirte relajado y libre. Simplificar nuestra vida es un camino seguro hacia la felicidad. Y es uno de los ejercicios más sencillos, si realmente quieres hacerlo.

¡Inténtalo! Comienza con un paseo por tu casa, y no te olvides del sótano o trastero, si tienes uno. Observa detenidamente cada habitación, cada estantería, cada armario y, con cada cosa que veas, hazte la siguiente pregunta: ¿lo necesito realmente? Así averiguarás rápidamente lo que tiene importancia para ti y lo que no. ¡Abre los ojos y adelante! La «norma de los 12 meses» te ayudará: todo aquello que no se ha usado en los últimos 12 meses, y que no tiene un especial valor sentimental, puede ser desechado. No importa si empiezas por el trastero, el cuarto de baño, la despensa, los armarios roperos o tu vieja colección de sellos. Pero piensa que no es necesario que lo tires todo a la basura. Quizás algunas personas necesitadas podrían aprovechar tus cosas. Comprobarás lo bien que sienta simplificar tu vida, pues todos nosotros tenemos demasiados trastos inútiles que, mirándolo bien, tan solo son obstáculos en nuestro camino.

Cada europeo posee, según las estadísticas, unos 5.000 objetos, la mayoría de los cuales no son necesarios y no suelen utilizarse. Tan solo nos roban tiempo y causan molestias. Por un lado nos quitan espacio, y por otro, cada objeto requiere nuestra atención: una prenda de vestir quiere ser llevada, una revista quiere ser ojeada, un juego quiere ser jugado, un libro quiere ser leído, una máquina quiere ser usada y una figura quiere que le quiten el polvo. Muchas cosas que guardamos desde hace años, con el paso del tiempo han pasado a ser insignificantes para nosotros y, sin embargo, ahí se quedan. Bien mirado, es ilógico, ya que también nos cortamos las uñas cuando crecen demasiado o vamos al peluquero si el pelo empieza a molestarnos porque ha crecido mucho.

De vez en cuando es necesario hacer limpieza y librarse de las cargas superfluas. Cuando hayas averiguado lo que realmente necesitas, te resultará fácil separarte de las cosas inútiles. Y en cuanto hayas experimentado en tu piso lo liberador que es eliminar trastos, entonces puedes hacer lo mismo paso a paso en el resto de los ámbitos de tu vida, pues sabrás por experiencia lo bien que sienta. No lo lamentarás, ya que, con frecuencia, menos es más.

Si todavía tienes dudas, lo cual es totalmente normal, puede que te ayuden los siguientes datos. Gracias a los estudios sobre la felicidad se sabe que los productos de lujo solo proporcionan sensación de felicidad durante poco tiempo. Un coche nuevo, un perfume caro, artículos de diseño… rápidamente nos acostumbramos a tenerlos y, casi como un adicto a las drogas, pronto necesitamos nuevos estímulos. Y precisamente es este incesante afán por tener cada vez más lo que impide que estemos satisfechos. Así que a partir de ahora es recomendable que solo compremos lo que realmente necesitamos. Incluso los que han ganado millones en la lotería, según estudios sociológicos, tan solo son más felices que antes de ganar el dinero durante medio año. Tras ese período de tiempo, el nivel de felicidad desciende por debajo del que se tenía anteriormente. Y si el tener mucho dinero hiciera feliz, entonces las personas ricas y famosas no deberían sufrir depresiones. En vez de acumular cada vez más y más, deberíamos aprender a soltar cosas, a despejar nuestra vida. De ese modo, dejaremos de ser una pesada oruga, nos convertiremos en una ligera mariposa, y podremos volar allá donde el sol brille para nosotros. Plena felicidad.

Aceptar retos

No hacer nada solo es agradable cuando en realidad uno tiene mucho que hacer. Hacer el vago sin más no nos hace felices. También Goethe estaba convencido de ello: «*ein guter Abend kommt nur heran, wenn ich den ganzen Tag getan*»[1]. Y no se equivocó, pues solo los nuevos retos y el salir de la monotonía nos proporcionan sensaciones de felicidad. La rutina y una vida sin metas nos paralizan y nos enferman. ¿Sabías que el aburrimiento y la falta de metas genera en muchas personas un estado depresivo, intranquilidad, pitidos en los oídos, falta de autoestima, insomnio y trastornos alimentarios? Se trata del «síndrome del *bore-out*» o síndrome del aburrimiento, el cual ya se manifiesta con más frecuencia que el *burn-out,* el conocido síndrome del estrés. Esta destructiva insatisfacción puede aparecer en cualquier fase de la

---

1. Una buena tarde solo llega después de haber estado activo todo el día.

vida, pero sobre todo en profesiones extremadamente aburridas, o en la llamada crisis de los cuarenta o *midlife-crisis*, porque en esa época es cuando más nos cuestionamos el sentido de nuestra vida. Al llegar a la edad de la jubilación aparece otra fase crítica. Mantenerse activo y disfrutar con todo lo que se hace es una condición fundamental para poder vivir momentos felices. A cualquier edad.

La excesiva comodidad, por el contrario, la pagamos con sensaciones desagradables. Pero el tipo de actividad que realicemos no es lo decisivo. Lo importante es que encontremos una ocupación que nos desafíe sin que nos exija demasiado y nos desborde. Es decir, tenemos que estar a la altura de nuestros nuevos retos. Es imprescindible que la dificultad de las tareas y nuestra capacidad para llevarlas a cabo estén en equilibrio. Por otro lado, deberíamos concentrarnos en una actividad determinada y no hacer demasiado a la vez, pues de lo contrario podríamos hacernos un lío, sentirnos confundidos y perder las ganas. Con la mano en el corazón, tenemos que reconocer que demasiadas veces nos hemos propuesto alcanzar metas con mucho entusiasmo, para acabar desechándolas al cabo de pocas semanas.

Y, en cualquier caso, deberíamos tener la buena sensación de que estamos realizándolas por propia voluntad, que llevamos las riendas de nuestra vida, ya que quien hace las cosas por convicción propia, no *debe* hacerlas, sino que *puede* hacerlas. Es entonces cuando estamos realmente motivados, rebosamos de fuerza y energía y nos sentimos capaces de «arrancar árboles». Nuestra tarea nos hace sentirnos realizados. Nuestros sentimientos y nuestras acciones se fusionan, ya que estamos convencidos y entusiasmados con lo que hacemos. Incluso nuestra sensación del tiempo cambia, y comenzamos a vivir en el aquí y el ahora. Hasta el sonido del despertador por las mañanas nos parece un agradable pistoletazo de salida hacia un día emocionante. Y por las noches dormimos totalmente satisfechos. El reloj de pulsera solo nos recuerda lo rápido que pasa el tiempo, y que quizás deberíamos hacer una pequeña pausa. Nuestra tarea en sí misma es nuestra recompensa, y ni siquiera necesitamos el reconocimiento de los demás. Cuerpo y mente se unen formando un gran equipo, repleto de felicidad. *Flow* (fluir) es el término con que la ciencia denomina ese magnífico sentimiento. Te sientes realizado gracias a una tarea y te olvidas de los problemas. Piensas, creas, desarrollas, produces, lees, escribes, trabajas, haces deporte, cocinas, disfrutas… y no te percatas de lo rápido que pasan las horas.

¿Qué nos impide convertir nuestra propia vida en un único *flow*? ¿Por qué no empezar ya mismo a encarar nuevos retos? Tres pequeños pasos nos mostrarán el camino:

- Antes que nada, reflexionar sobre lo que realmente nos gustaría hacer (en la vida profesional, en el tiempo libre o para nuestra salud).
- Hacer una selección de las actividades que más nos gustan, y que estén dentro de nuestras posibilidades.
- Marcarse metas realistas; mejor una meta alcanzable que una quimera.

Y después: mantenerse siempre en movimiento, pero sin precipitarse. Con esta decisión ponemos en marcha un proceso en el cual recibiremos un gran apoyo de la vida misma. Conoceremos gente, libros y películas, y viviremos acontecimientos que continuamente nos darán impulsos y consejos para nuestros próximos pasos. Descubriremos nuevos anhelos y viviremos la sensación del *flow*. Y así crecerá nuestra felicidad.

Practicar pequeñas rutinas

La palabra rutina a priori suena a tedio, lo cual en principio es cierto si día tras día hacemos siempre lo mismo. No obstante, también hay rutinas que aportan sensaciones de felicidad. Yo las llamo «rutinas activas». Suelen ser pequeñas rutinas a las que coges cariño porque aportan muchas cosas beneficiosas. Si, por ejemplo, cada noche arreglamos la cocina durante 10 minutos y metemos los platos sucios directamente en el lavavajillas, entonces, a la mañana siguiente nos alegraremos al entrar en una cocina limpia. Lo mismo pasa si dejamos el escritorio vacío o la cama hecha antes de irnos de casa. Es más agradable meterse por la noche en una cama arreglada, en vez de encontrarnos con almohadas arrugadas y mantas hechas un lío. Y también es más bonito no tener que luchar cada mañana con un escritorio repleto de papeles. Son solo tres ejemplos de pequeñas rutinas que pueden aumentar nuestra calidad de vida y nuestra sensación de bienestar.

Quizás sea la tertulia semanal con los amigos lo que puede proporcionarte alegría. O bien el ritual de tomar una deliciosa taza de café, disfrutar de un *croissant* recién hecho o leer el periódico lo que cada día te hace un poquito feliz. Naturalmente, también puedes convertir los buenos propósitos en rutinas. Si tienes la sensación de que una nueva actividad te sienta bien, no hay inconveniente en dejar que se convierta en una rutina. Veinte minutos de gimnasia al día, llamar a un amigo un par de veces por semana, emprender cada día dos cosas que estén pendientes, o bien deshacerte cada semana de una cosa que ya no necesites, y así hasta que no haya nada a tu alrededor que te moleste. Hay tantas posibilidades. Lo importante, como ya se ha mencionado, es no exagerar. No es bueno pasarse, porque la presión suele conducir al fracaso. Es mejor que seas prudente y empieces poco a poco. Averigua qué rutinas te pueden simplificar la vida, ya que tan solo esas no supondrán una carga, sino una alegría. Si alguna vez no consigues convertir los buenos propósitos en rutinas, entonces simplemente no te propongas tanto. Nada de estrés ni presión, ya que, para que las rutinas nos hagan felices, han de ser deseadas de corazón. Y en el caso de que seas una de esas personas a las que se les eriza el cabello al escuchar la palabra «rutina», entonces es mejor que seas fiel a ti mismo, que no te obligues a nada y disfrutes de tu flexibilidad personal.

> *La comida es un medio idóneo para hacer, de un modo prodigioso, que las personas sean felices y estén sanas.*

4. La felicidad se puede comer

Por supuesto, no podemos ser constantemente felices durante toda la vida. Siempre habrá días en los que nos sintamos deprimidos y nos gustaría aislarnos. En esos momentos ni siquiera ayudan las mejores sabidurías de la vida. Pero eso no debe ser un estado permanente. Cada uno de nosotros lo ha observado en sí mismo: te sientes agotado, agobiado y de mal humor. A menudo la culpa la tiene el mal tiempo, las hormonas que de vez en cuando se vuelven locas, un tonto comentario de alguien, quizás una enfermedad, un horrible acontecimiento, el estrés cotidiano o la opresiva sensación de que sigue sin cambiar nada. A veces cavilamos demasiado sobre el pasado, o tenemos expectativas para el futuro excesivamente altas. Y el mal humor nos amarga el día. Entonces, instintivamente cogemos un trozo de chocolate, o nos tomamos una taza de chocolate caliente, o bien una copita de vino tinto, y de pronto el mundo parece otro. Dejamos que esa agradable sensación se derrita en nuestra boca y, como por arte de magia, nos sentimos mejor.

Eso demuestra la validez de un descubrimiento científico que se llevó a cabo por primera vez hace unos años y que ha sido confirmado posteriormente en innumerables estudios: existe una estrecha conexión entre el bienestar y la alimentación. Muchos nuevos estudios de renombrados científicos han llegado a la conclusión de que nuestro bienestar no solo se origina en el cerebro, sino también en el aparato digestivo. Hace ya mucho tiempo que en diversas prestigiosas universidades se ha observado que se puede influenciar positivamente el alma de las personas con una determinada alimentación. Así que la felicidad y el bienestar están estrechamente relacionados con el tema de la nutrición.

Determinados expertos estadounidenses en biología celular hablan incluso del descubrimiento de un segundo cerebro en el estómago. Afirman que los sistemas nerviosos que guían el cerebro y el aparato digestivo tienen un parecido asombroso. A través del nervio neumogástrico, que va desde el cerebro hasta el aparato digestivo, existe una continua comunicación, un intercambio de datos, entre la cabeza y el intestino. Es decir, que el intestino influye en nuestro estado de ánimo. Lo increíble de este hecho es que más del 80% de las señales y mensajes no se originan en el cerebro sino al revés: tienen su origen en el aparato digestivo y desde allí van al cerebro.

Seguro que todos sospechábamos que es justo al contrario. Pero la realidad es que nuestro intestino influencia nuestros sentimientos mucho más de lo que nos imaginamos. Y de este conocimiento surge una fascinante terapia doble: complementando a las «sabidurías de la vida», también los «elixires mágicos» nos ayudan en nuestro camino hacia la felicidad.

> *El milagro de la felicidad a menudo surge simplemente de la decisión de ser feliz.*

Sabidurías para ser feliz

La felicidad comienza en el momento en que decidimos abrir los ojos y observar lo que ocurre en nuestra vida. La mejor manera de conseguirlo es respondiendo un par de sencillas preguntas:

¿Tenemos buenas relaciones con personas que son importantes para nosotros? ¿Hacemos algo bueno para nuestro cuerpo de vez en cuando? ¿Nos regalamos a nosotros mismos y a los demás sensaciones agradables? ¿Reímos con frecuencia y con ganas? ¿Vivimos siendo fieles a nosotros mismos, a nuestras metas y a nuestros deseos? ¿Somos capaces de disfrutar de buenos momentos y de las pequeñas alegrías de la vida? ¿Logramos estar 24 horas seguidas sin quejarnos de nada? ¿Sentimos anhelo por algo que deseamos de todo corazón? ¿Nos deshacemos de las cargas innecesarias de nuestra vida? ¿Existe algo en estos momentos que nos haga verdadera ilusión? ¿Qué nuevos desafíos aportan actualmente emoción y diversión a nuestra vida? ¿Qué pequeñas rutinas mejoran nuestra vida cotidiana?

Quien de vez en cuando se toma algo de tiempo para reflexionar sobre estas cuestiones, aporta claridad a su vida y reconoce si existe la necesidad de actuar. De ese modo, le damos empuje a nuestra felicidad. Es como un chequeo de nosotros mismos. Si no nos observamos, nos dejamos llevar como un tronco flotando por un río, y las casualidades o los demás determinan nuestra vida. Cuanto más a menudo nos tomemos el tiempo para hacer un inventario de nuestra felicidad, más dirigiremos nuestra atención hacia una vida satisfactoria y más activaremos nuestro cerebro y, por consiguiente, nuestro cuerpo. Con una buena idea en mente, nada nos puede parar. Comienza un nuevo camino. De pronto nuestro mundo tiene otro color más luminoso, ya que cada uno de nosotros posee un increíble potencial para ser feliz.

...ASIMILAR

- El camino hacia la felicidad no es ni empinado ni difícil.
- Persigue tus metas y tus anhelos, y usa tu sentido común. Haz tu propio camino.
- No te compares con los demás.
- Ten cada día una pequeña meta.
- Recuerda tus momentos felices con frecuencia.
- Quien es feliz en sus pensamientos, también lo es en la vida real.
- No exageres con nada, no te tortures y ríete de todos los extremos.
- Tómate el tiempo para conversar con tu gente; cuida tus relaciones.
- Disfruta siempre que tengas la posibilidad.
- Cuida tu cuerpo como a un bien valioso.
- Reflexiona sobre lo que realmente necesitas para ser feliz.
- Ten siempre algún plan que te haga ilusión.
- Incorpora a tu vida pequeñas rutinas que te proporcionen bienestar.
- Sustituye cada día un pensamiento negativo por uno positivo.

Los alimentos son prodigiosos
portadores de felicidad.

Elixires mágicos para ser feliz

Nuestro cuerpo es una verdadera maravilla. Y tiene la capacidad de hacernos felices. A través de la razón y de nuestro estómago. No lo puede conseguir totalmente solo, pero, ¿qué motores funcionan perfectamente sin el combustible adecuado? Así que, démosle lo que necesita. Son tres las hormonas que desempeñan un papel importante para nuestra felicidad: la serotonina, la dopamina y la hormona del bienestar oxitocina. Las tres nos hacen felices al proporcionarnos equilibro, satisfacción y buen humor. Y también están las endorfinas y feromonas que produce el cuerpo y nos aportan tanto energía como relajación.

Tan solo modificando nuestra actitud ante la vida, ya podemos influir positivamente en la producción de estas hormonas de la felicidad. Al reír, por ejemplo, nuestro cuerpo produce serotonina, y al besar se generan dopamina, oxitocina y endorfinas. Al besarse, el intercambio de feromonas puede incluso bajar el nivel en la sangre de la hormona del estrés llamada cortisona. Un sueño profundo, preferiblemente entre las 23 y las 3 horas, hace que nuestro organismo produzca una gran cantidad de dopamina. Es decir, el irnos a la cama no demasiado tarde de vez en cuando nos hace felices.

Para la producción de serotonina, la hormona de la felicidad más importante, nuestro cuerpo precisa de otra sustancia, el triptófano, ya que la serotonina no puede ser tomada directamente con la alimentación, sino que ha de ser generada por nuestro cerebro. A pesar de que se encuentra en los plátanos y otros alimentos, no es capaz de atravesar la barrera hematoencefálica (también llamada barrera sangre-cerebro). Así que no es cierto que los plátanos, aparte del deleite, nos proporcionen felicidad. Realmente decisivos para nuestra felicidad son por tanto los alimentos ricos en el aminoácido triptófano. Con ese aminoácido, unido a una cantidad suficiente de carbohidratos, puede nuestro cuerpo producir la hormona de la felicidad serotonina.

Y así llegamos a una importante conclusión: la renuncia a tomar carbohidratos es un obstáculo para alcanzar la felicidad. Aproximadamente 250 mg. de triptófano son suficientes para producir la cantidad de serotonina necesaria para sentirnos bien y superar la tristeza. El triptófano se encuentra en grandes cantidades en la carne y los productos lácteos. Pero, como estos casi no tienen carbohidratos, los mejores productores de serotonina, y por los tanto verdaderos elixires mágicos, son más bien los alimentos que, además de una alta cantidad de triptófano, contienen menos proteínas pero suficientes carbohidratos. Estos son, sobre todo, los dátiles e higos secos, los anacardos, las nueces y las habas de soja. Además, contienen mucho magnesio, que nos hace más resistentes contra el estrés.

Por cierto, en lo que se refiere al peso, no has de tener demasiado miedo a los frutos secos, ya que la verdad es que engordan mucho menos de lo que la gente piensa. El 20% de su contenido de grasa no es reabsorbido durante la digestión, es decir, que una buena parte de sus calorías no llega a ser absorbida por el cuerpo. Por otra parte, los higos secos, los dátiles, los frutos secos y las habas de soja tostadas poseen grandes cantidades de fibra alimentaria, que sacia pero no engorda. Más bien al contrario: su transporte a través del intestino consume una considerable cantidad de energía y, por consiguiente, de calorías. Y otro efecto positivo en cuanto al peso: los frutos secos ayudan a estabilizar el nivel de hormonas que queman grasas en el cuerpo. Y si además tenemos en cuenta que los frutos secos incluso hacen descender el nivel del colesterol malo LDL, que impulsan la renovación de las células gracias a su contenido de vitamina E y que, por si fuera poco, también tienen efectos antiinflamatorios, entonces no cabe la menor duda de que son un verdadero elixir mágico para la felicidad.

El próximo elixir mágico para la felicidad y el buen humor se llama chocolate negro, que produce un rápido aumento del nivel de serotonina en el cerebro, ya que el cacao posee feniletilamina, una sustancia que pone en marcha la producción de las hormonas de la felicidad en el cerebro de un modo directo y rápido. Si se disfruta del chocolate negro en cantidades pequeñas, no hay gran riesgo de engordar. Más bien al contrario: existen prometedores estudios que afirman que el consumo moderado de chocolate negro puede disminuir tanto la formación de grasa en el cuerpo, como la absorción de grasas y carbohidratos en el intestino. Además, el chocolate negro tiene un efecto saciante. Tan pronto como estos conocimientos sean definitivamente confirmados por los estudios que se están llevando a cabo actualmente, es muy posible que el consumo de pequeñas cantidades de chocolate negro llegue a ser recomendado para reducir el sobrepeso.

También los ácidos grasos omega 3 favorecen la producción de neurotransmisores de felicidad en el cerebro y actúan como antidepresivos. Los elixires mágicos con un alto contenido de ácidos grasos omega 3 son los pescados ricos en grasas, como el salmón, el arenque, la caballa y la sardina, pero sobre todo las semillas de lino, el aceite de linaza y el de canola y, de nuevo, las nueces.

Es interesante saber que la comida picante también es capaz de levantar el ánimo rápidamente. Aquí actúa otro mecanismo: la capsaicina, sustancia principal en especias como el pimentón picante, la guindilla o el curry, produce una sensación de ardor en la boca. El cerebro quiere evitar el dolor y genera unas sustancias que luchan contra él: las endorfinas. Estas hacen que aumente nuestra sensación de bienestar y despiertan en nosotros una ligera euforia. Y, a quien no le guste o no tolere el picante, tiene otras alternativas: un efecto similar en nuestro organismo tienen también el jengibre, la canela y la cúrcuma.

Si tienes la sensación de que deberías echar una mano a tu felicidad y tu estado de ánimo, ya sabes cuáles son los elixires mágicos adecuados. Nuestras «vías internas de gratificación» siempre reaccionan generando hormonas de felicidad cuando comemos cosas que nos gustan. Es decir, que quien es capaz de disfrutar comiendo, es más feliz. ¡Qué agradable es saber que podemos aumentar nuestra felicidad haciendo algo tan placentero como comer! Al fin y al cabo, más del 90% de la hormona de la felicidad serotonina se genera mediante la alimentación.

Para que siempre tengas a mano una ración de felicidad, llena tu «armario de elixires mágicos» con los alimentos que se indican a continuación. Ten en cuenta que solo has de elegir los productos que realmente te resulten simpáticos y que no perjudiquen tu salud. En ningún caso queremos torturarnos o ponernos en peligro, y no hay que olvidar que cada cuerpo es distinto. Ya que para casi todos los elixires mágicos existe una alternativa, es importante que al seleccionarlos se tengan muy en cuenta los gustos personales, y sobre todo las limitaciones, como por ejemplo alergias y prescripciones médicas.

...PROBAR

- **Dulces portadores de felicidad:** dátiles e higos secos mezclados (2-4 piezas al día).
- **Crujiente mezcla de felicidad:** anacardos, nueces y habas de soja tostadas (aprox. 40 gr. al día).
- **Delicia para momentos felices:** chocolate negro con un mínimo de 70% de cacao (2-3 pedacitos con el café o por la noche; también está rico con una copa de vino tinto).
- **Aromáticas esencias de felicidad:** aceite de linaza y aceite de canola (2-3 cucharaditas en la ensalada, con yogur o con muesli).
- **Felicidad del mar:** los pescados ricos en omega 3 como el salmón, el arenque, la caballa y la sardina.
- **Picante felicidad:** pimentón picante, guindilla y curry molido (come picante 1-2 veces por semana, si lo toleras).
- **El exótico sabor de la felicidad:** cúrcuma y jengibre molido

(ideal para los platos de carne y pescado, tofu y verdura a la plancha).

- **Deleite casero:** «chocolate feliz». Calentar ½ litro de leche de almendras o leche de coco. Disolver en la leche: 5 cucharaditas de cacao puro en polvo, 3 cucharaditas de miel, 1 cucharadita de canela, una pizca de guindilla y/o jengibre molido, 2 cucharaditas de aceite de canola, 1 cucharadita de cúrcuma. Se puede acompañar de anacardos o nueces.

2

Salud

> *Nuestro cuerpo dispone de fuerzas extraordinarias para sanar de un modo prodigioso.*

1. La salud es el bien más importante

A menudo no nos percatamos de la importancia de la salud hasta que caemos enfermos. En Francia se suele decir: «*quien goza de buena salud es rico sin saberlo*». El 80% de nuestra felicidad depende de si estamos sanos o, en el caso de que tengamos alguna enfermedad, de si conseguimos llevarla lo mejor posible. Las enfermedades son muy variopintas, pero todas, independientemente de si son graves o no, nos pueden amargar la vida de lo lindo.

Por desgracia, no es posible describir en este libro todo tipo de enfermedades. Además, eso probablemente acabaría con tu paciencia. Por ello, nos hemos concentrado en una selección de los problemas de salud que aparecen con mucha frecuencia y con los que casi todos nos podríamos tener que enfrentar en algún momento. Si hasta ahora no has padecido ninguno de ellos, te puedes considerar afortunado.

Incluso en ese caso merece la pena continuar leyendo. Las sabidurías de la vida y los elixires mágicos no solo nos ayudan a curar y aliviar enfermedades, sino que también son ideales para la prevención, para gozar de una vida larga y saludable y para disfrutar de un cuerpo y una mente activos.

Quizás al leer el índice te has preguntado el motivo por el cual este capítulo 2 no está ordenado por orden alfabético. En ese caso deberíamos comenzar por el tema de las «Alergias», más adelante le tocaría al tema «Depresión», y finalizaríamos con el «Peso ideal». Tras nuestro orden hay una sencilla lógica. Queremos describir en primer lugar los temas que son básicos para la salud y el bienestar. Por ello, hemos dedicado el anterior capítulo 1 a la felicidad. Ya que la felicidad es la salud del alma. Sin las sabidurías de la vida y los elixires mágicos que nos proporcionan felicidad, nos arriesgamos a perder la salud, y una vez que estemos enfermos, no será fácil sanar. En ese capítulo se ha mostrado que la felicidad en la vida no consiste en tener pocos o ningún problema, sino en manejarlos de la mejor forma posible. La felicidad, bien entendida, es la primera condición para tener más salud y bienestar.

Este segundo capítulo trata concretamente sobre la salud. Mantenerse sano, aprender a llevar mejor las enfermedades o recuperar totalmente la salud: esas son las metas. El alcanzarlas está en tus manos. Para comenzar, veremos que un peso ideal y dormir bien son dos columnas importantes para nuestra salud. Por ello tratamos estos temas al principio.

Y seguidamente nos dedicamos a las molestas enfermedades y «aguafiestas» que de algún modo nos torturan a más del 90% de nosotros. Entre ellas se cuentan los dolores de cabeza y de espalda, los problemas con el estómago y el intestino, así como las alergias. A menudo no nos tomamos este tipo de enfermedades muy en serio; solemos tener a mano un medicamento adecuado, e incluso nos acostumbramos a vivir con ello. No deberíamos hacerlo, ya que, en primer lugar, así no mejoramos nuestra calidad de vida y, en segundo lugar, esa actitud incluso podría tener fatales consecuencias. De hecho, nuestro cuerpo nos da señales obvias de que algo no va bien. Y muchos de esos males pueden ser evitados de un modo muy natural.

Para finalizar esta parte del libro, nos dedicamos a tres temas verdaderamente serios: las depresiones, las enfermedades cardiovasculares y el cáncer. Hay pocas enfermedades sin esperanza de curación y muchas podrían ser evitadas.

Debido a que para nosotros la prevención, el alivio y la curación tienen la misma importancia, en cada tema que vamos a tratar a continuación hablaremos en primer lugar de las causas. Y al hacerlo, vamos a descubrir muchas cosas nuevas e interesantes. En la medicina china se suele decir: *«solo quien llega al fondo de una enfermedad, descubre su verdadero origen»*. La investigación de las causas, saber el porqué, es muy importante para curar con éxito las enfermedades. Ya que, tanto las pequeñas molestias cotidianas como las enfermedades graves, raramente llegan de buenas a primeras. En muchos casos, incluso contienen un mensaje oculto cuya misión es impedir que la persona continúe tratando a su cuerpo como hasta ese momento. Ya Hipócrates sabía que: *«las enfermedades no nos ocurren por casualidad, sino que se desarrollan por los pecados diarios que cometemos contra nuestra naturaleza*». Sobre todo cuando estos pecados diarios en nuestro modo de pensar y de actuar, en nuestro estilo de vida, se acumulan; entonces es cuando caemos enfermos. Algunas dolencias, como por ejemplo las lesiones deportivas crónicas, el dolor de espalda, el insomnio, la migraña, los problemas cardiovasculares..., a menudo surgen con la finalidad de corregir nuestra errónea conducta. El cuerpo echa el freno de emergencia.

En muchos países existen dichos populares como: «*la espalda lleva toda la carga*», «*algo nos revuelve el estómago*» o «*nos rompe el corazón*». El cuerpo habla con nosotros y, si no hay otra salida, lo hace de un modo muy duro: enfermamos. Así que, si escuchamos a nuestro cuerpo y nos observamos, podemos hacer mucho por nuestra salud. Si realmente queremos vencer las enfermedades, entonces no solo tenemos que tratar los síntomas, sino que debemos averiguar los porqués de nuestras enfermedades. Justo esas causas son las que vamos a estudiar a fondo, y de ellas deduciremos las «sabidurías de la vida» que, como buenas consejeras, nos acompañarán tanto para mejorar, como para prevenir nuevas enfermedades.

Tras conocer las causas de las enfermedades y las sabidurías de la vida, entonces buscaremos los elixires mágicos que lograrán que nuestro cuerpo vuelva a funcionar sin problemas. Es decir, el «combustible» perfecto no solo para mantener en buen estado nuestro «motor», sino además hacer que los «motores estropeados» funcionen de nuevo. Nos sorprenderemos al ver los increíbles resultados que podemos alcanzar. Un conocimiento del que, por cierto, ya muchas culturas antiguas se beneficiaban. Especialmente la medicina tradicional china, japonesa e india, así como muchos pueblos indígenas. Numerosos famosos filósofos y sabios estaban seguros de que nuestra alimentación tiene un papel decisivo en materia de salud y bienestar. Séneca llegó al quid de la cuestión al afirmar que: «*la alimentación debe ser tu medicina y no la medicina tu alimentación*». Tan pronto como hayas llevado a la práctica las «sabidurías de la vida» y los conocimientos de capítulo 2, verás con claridad cuánta razón tenían dichos eruditos. La decisión de disfrutar de una vida más saludable está en nuestras manos. Con nuestro propio esfuerzo podemos hacer mucho para alcanzar esta meta, sin dejar nuestra salud totalmente en manos de los médicos.

> No deberíamos asombrarnos si los demás piensan que nuestro cuerpo es asombroso.

2. El peso ideal

Si queremos alcanzar nuestro peso ideal sin dañar nuestro cuerpo y nuestra felicidad, no deberíamos confiar en milagros. Sobre todo las dietas severas, contar calorías y evitar totalmente el consumo de carbohidratos y de alimentos con grasas suelen llevarnos a un callejón sin salida llamado frustración, y deberían pertenecer al pasado desde hace mucho tiempo. Principalmente por el hecho de que todos los extremos siempre perjudican nuestro cuerpo, porque muchos alimentos tienen mala fama injustamente, porque ciertas grasas incluso tienen un efecto positivo para alcanzar el peso ideal, y porque los carbohidratos adecuados desempeñan un papel importante en el proceso de adelgazamiento.

Si cuidamos nuestra flora intestinal, nos alimentamos de un modo equilibrado, reducimos el estrés y cambiamos nuestra actitud hacia la comida, alcanzaremos nuestra meta de tener un peso ideal mucho más rápidamente, y además de una forma agradable. Ya que una cosa está clara: todo lo que hacemos con presión y de mala gana, a largo plazo está condenado a fracasar. Antes de describir el camino idóneo para conseguir nuestro peso ideal, reflexionemos sobre un par de cogniciones básicas.

El estrés y las dietas engordan

¿Sabías que el estrés favorece la producción de las hormonas cortisona y corticotropina, las cuales provocan un gran aumento del apetito? El hígado comienza a quemar nuestras reservas de azúcar y reclama más. El metabolismo entero se desajusta y el hambre se convierte en nuestro permanente acompañante. Tenemos que comer, y engordamos. También el edulcorante artificial causa un efecto similar. Activa la producción de insulina y con ello intensifica la necesidad de comer cosas dulces.

¿Sabías que cuando piensas en hacer dieta el cuerpo automáticamente enciende una alarma y se prepara para pasar hambre? Incluso si no te sometes a un régimen especial, simplemente el pensamiento o el miedo de que podrías estar comiendo demasiado, o los alimentos equivocados, sensibiliza enormemente a tu organismo. De pronto, tu cuerpo recibe todos los comentarios y pensamientos sobre el tema de la comida y el peso de un modo mucho más intenso de lo normal. Reacciona inmediatamente, y lo hace de la misma manera que actuaríamos en una situación de urgencia. Supongamos que tenemos que atravesar un desierto; en ese caso llevaríamos una gran cantidad de agua, y la distribuiríamos bien a lo largo del viaje. Otro ejemplo: si sabemos que andamos justos de dinero, empezamos a ahorrar y evitamos derrochar. Y exactamente del mismo modo se comporta nuestro cuerpo. Siempre que teme no recibir suficiente alimento, es decir, cuando pensamos o hablamos sobre el tema de adelgazar, empieza a acumular reservas y a ralentizar la quema de calorías. Y te aseguro que nuestro cuerpo hace con gran intensidad todo lo que considera correcto. Conclusión: tener mala conciencia mientras comes, el pensamiento de que mañana no podrás comer más que ensalada, leer artículos sobre dietas y la amenaza de tener que hacer deporte con la única meta de adelgazar, engorda de una manera inconsciente. Con estos pensamientos negativos, o al hacer régimen, nuestro cuerpo, con el fin de protegerse, empieza ralentizando el metabolismo, la digestión y la quema de calorías. Por ello, incluso comiendo poco, engordamos con más celeridad de lo habitual.

A esto hay que añadir que al hacer una dieta pobre en calorías la sensación de hambre en el cuerpo aumenta drásticamente. Algunos científicos han descubierto que en ese tipo de regímenes el nivel de las hormonas estimulantes del apetito, como la grelina, o determinados polipéptidos, aumenta significativamente, mientras que disminuye el nivel de los inhibidores del apetito, como la leptina, la insulina y la amilina. Es decir, que sufrimos constantemente un apetito excesivo. Y a menudo caemos en la tentación de coger una bolsa de papas, de atracar la nevera por la noche o de comer sin control todo lo que se encuentra a nuestro alcance.

Otro efecto con graves consecuencias de muchas dietas es que la sensación de saciedad llega mucho más tarde que con una alimentación normal. Es decir, que para sentirse saciado y no pasar hambre cuando hacemos régimen, tenemos que comer mucho más que las personas que no hacen dieta. Sorprendentemente, esos negativos efectos secundarios permanecen en el cuerpo hasta dos años tras haber realizado una dieta. Lo cual significa que cuando, después de haber hecho un régimen, volvemos a comer normal, sufrimos un hambre canina durante mucho tiempo, y nos cuesta saciarnos.

Y todavía hay otra desventaja más, sobre todo en casos de dietas extremas y práctica excesiva de deporte: el cuerpo consume y destruye su propio tejido muscular. Y precisamente es una musculatura fuerte y estable lo que —junto con el cerebro— más energía gasta en el cuerpo. Así que la decisión de hacer un régimen severo es, para muchas personas, cualquier cosa menos recomendable.

Nada de *light*, nada de renunciar a los carbohidratos, nada de excesivo deporte

¿Sabías que la grasa a menudo no engorda? Si en tu alimentación la cantidad total de calorías que consumes es constante, un porcentaje de grasa elevado en tu nutrición no tiene por qué derivar en un aumento de peso. Es decir, que los alimentos ricos en grasas no engordan necesariamente. Y, además, el consumo de grasas monoinsaturadas tiene un efecto positivo en nuestra tensión arterial y en nuestro nivel de lípidos. Con ello reducimos el riesgo de sufrir un infarto o un derrame cerebral, e influenciamos positivamente nuestro metabolismo lipídico.

¿Sabías que los hombres necesitan consumir grasa en cantidades moderadas para la producción de testosterona? Si su cuerpo dispone de una cantidad de grasa demasiado baja, la producción natural de hormonas se reduce, la musculatura se deteriora y el apetito sexual disminuye.

¿Sabías que en nuestra sociedad moderna hay más gente con enfermedades provocadas por ellos mismos, con sobrepeso, o bien con un peso inferior al normal, que nunca? La creciente oferta de gimnasios, productos *light* y adelgazantes, las propuestas de dietas, las modas como la alimentación vegana y los deportes extremos, como los maratones, no parecen invertir esta tendencia. Y, al analizarlo bien, vemos que en realidad no es de extrañar. Con frecuencia, la gente que lleva un modo de vida extremo lo hace porque cree que le está haciendo algo bueno a su cuerpo; quizás porque muchos otros también lo hacen. La Biblia da una simple respuesta: *«porque no saben lo que hacen»*. Los fanáticos piensan que así vivirán más tiempo y con mejor salud, pero deberían tener en cuenta que la realidad podría ser justo lo contrario. Los estudios actuales y los resultados de las investigaciones más recientes demuestran con claridad que los extremos pueden causar considerables daños a largo plazo en nuestra salud. En experimentos con ratones se ha demostrado que una dieta rica en proteínas y muy reducida en carbohidratos *(low carb)*, en tan solo 12 semanas provoca acumulación de sedimentos en las arterias, lo cual se corresponde con la arteriosclerosis. Esto es un factor de riesgo para las enfermedades cardiovasculares. Las dietas *low carb* tienen otras desventajas: al renunciar al azúcar y al almidón de los carbohidratos sanos, perdemos memoria y capacidad de concentración. Los estudios actuales demuestran que la eficacia del cerebro de las personas que adelgazan con dietas *low carb* disminuye significativamente. Con ello no solo perdemos la salud, sino también la razón.

Demasiados edulcorantes artificiales (como los sustitutos del azúcar) también son inapropiados para nuestro cuerpo y para alcanzar el peso ideal. Pero no solo porque se les atribuya efectos secundarios perjudiciales para la salud —tales como pérdida de memoria, depresión, ceguera, pérdida de audición, caída del cabello e incluso cáncer—, pues a menudo no se trata más que de rumores, fundados en estudios anticuados que se basan en la ingesta de enormes cantidades de edulcorantes, prácticamente imposibles de consumir. Incluso el hoy día tan popular edulcorante natural stevia (E960), probablemente no es mejor ni peor que sus colegas el aspartamo (E951), el ciclamato (E952) o la sacarina (E954), entre otros. El verdadero motivo por el que es desaconsejable tomar edulcorantes, es que estos y el azúcar tienen algo en común: consumidos en grandes cantidades pueden provocar un aumento del apetito y unas enormes ganas de comer dulce. Por lo tanto, es importante que acostumbremos nuestro paladar a comer menos dulce y que dosifiquemos los edulcorantes en conciencia.

Por otro lado, si haces mucho deporte, necesitas una nutrición rica en calorías, proteínas, minerales y vitaminas, para que el cuerpo no destruya la musculatura, sino que la desarrolle. Por ello, los deportistas tienen bastante más apetito, sobre todo cuando practican deporte de un modo exagerado y concentrado en pocos días a la semana. El cuerpo se acostumbra con celeridad a las nuevas cantidades más opíparas, y las exige también los días en los que no se hace deporte y en los períodos de descanso, lo cual podría provocar una indeseada tendencia a engordar. Por cierto, practicar deporte en exceso puede debilitar el sistema inmunológico y, a través de procesos oxidativos, acelerar el envejecimiento. Así que, para tener un peso ideal y disfrutar de buena salud, es recomendable introducir ejercicio físico regular en la rutina diaria. Los efectos positivos del deporte se despliegan cuando no se queman más de 5.000 kilocalorías por semana, preferiblemente repartidas a lo largo de los siete días.

De modo que ya va siendo hora de que recapacitemos sobre nuestra filosofía de vida y, en caso de que sea necesario, echemos el freno, antes de que lo haga nuestro cuerpo.

Delgados a corto plazo, enfermos a largo plazo

A tenor de las conclusiones anteriores sobre el tema del peso ideal, no resulta sorprendente que 8 de cada 10 personas que intentan adelgazar con dietas tradicionales fracasen y, poco tiempo después, incluso tengan más peso que antes del régimen, por el famoso efecto yoyó. Sobre todo las personas que tienen sobrepeso desde hace mucho tiempo, tras realizar una dieta tienden a recobrar su antiguo peso. Así que, si realmente queremos adelgazar sin perder el buen humor y sin perjudicar nuestra salud y mantenernos delgados a largo plazo, deberíamos olvidar todos los extremos. Podemos alcanzar nuestro peso ideal de una forma mucho más agradable, duradera y sin sufrir.

El infundado miedo a las grasas, las calorías y los carbohidratos que tiene nuestra sociedad moderna ha hecho
que algunos grupos de alimentos hayan sido condenados.
Nos confrontan continuamente con eslóganes como «los
frutos secos engordan», «las proteínas adelgazan», «la pasta nos enferma», «nada de grasas»... Libros sobre estos temas hay de sobra, y las cifras de ventas sobrepasan todas
las expectativas. Los artículos sobre nuevos métodos para
adelgazar rápidamente están a la orden del día. Y siempre
es el mismo juego: nos bombardean con «buenos consejos», y ya mientras leemos nos hacen sentir culpables. Las
consecuencias son dramáticas: más de la mitad de la población reduce los carbohidratos saludables y lo compensa
consumiendo más del doble de la cantidad diaria recomendada de proteínas. Una gran parte de la población se alimenta, sencillamente, mal.

Consumir los discutibles productos *light*, edulcorantes
artificiales, preparados saciantes, vitaminas sintéticas y alimentos industriales ha pasado a formar parte de nuestra
vida cotidiana. Una nutrición que nada tiene que ver con lo
que realmente nos mantiene con buen aspecto, sanos y en
forma, y con la que ponemos en peligro el equilibrio de
nuestro cuerpo. Lo sobrecargamos con productos que, en
lugar de beneficiarlo, en realidad lo dañan.

Como si no fuera ya bastante que nos privemos de disfrutar de la vida con extrañas dietas, aceptamos además los
daños consecuenciales para nuestra salud, sin pensar que
estaremos delgados a corto plazo pero a largo plazo enfermos. Seguro que en tu círculo de amigos hay alguien que
hace una dieta extrema tras otra, o que pasa cada minuto

libre haciendo *footing* o en el gimnasio, y que lamentablemente es el único que no se da cuenta de lo demacrado y
enfermo que en realidad parece. Se niega a ver su acelerado
proceso de envejecimiento, que su piel está flácida y su rostro siempre en tensión y poblado de nuevas arrugas.

¿No sería más sensato orientarnos hacia las tradicionales
costumbres nutricionales y las sabidurías de la vida de las
personas que son más longevas, están más sanas y además
mantienen su peso ideal sin problemas? Se las encuentra por
todas partes del mundo, y en numerosas conversaciones me
han revelado sus secretos, que comparto contigo en este libro
con mucho gusto.

Alcanzar el peso ideal disfrutando

Hay muchas personas en el mundo que consiguen mantener
su peso ideal durante toda su vida de un modo placentero.
En lo relacionado con los temas del cuerpo, la salud y el
bienestar son verdaderos maestros. Incluso hay grupos de
población enteros que nos demuestran que el ser humano se
puede mantener delgado y sano de un modo agradable. Entre
ellos se encuentran los habitantes de la isla Okinawa, en
Japón, las personas de Bama, un pequeño pueblo del sur de
China, o bien la población de las aldeas de montaña de Cerdeña, así como las de algunas islas griegas. En ninguna otra
parte del mundo hay tantas personas longevas, y tan pocas
obesas y enfermas. Sorprendentemente, o mejor dicho, lógicamente, su alimentación consiste en una saludable y equilibrada mezcla de carne de cerdo y cabra, patatas, arroz,
alubias, queso, pescado, cereales, vino con regularidad e in-

cluso aguardiente. No pasan hambre, el tema de las dietas no les interesa, y eso parece sentarles muy bien. ¿Qué podemos aprender de eso? Pues que la comida natural, e incluso las grasas saturadas de la leche, el queso, la mantequilla y la nata, son mucho mejores que su reputación. Constituyen una parte esencial de nuestra alimentación, siempre y cuando no abusemos de ellas. De modo que podemos mantener tranquilamente en nuestro menú muchos de los platos tradicionales. Y sin mala conciencia podemos renunciar a muchos de los productos preparados y *light,* industrialmente manipulados. Y deberíamos hacerlo sin falta, pues dichos productos industriales a menudo contienen —además de falsas promesas, potenciadores de sabor, conservantes y todo tipo de sustancias químicas— peligrosas grasas trans, que no solo perjudican a nuestra figura, sino también a nuestros vasos sanguíneos, nuestro corazón e incluso nuestro cerebro. Y aparte de eso, son caros.

Las grasas trans son grasas endurecidas de forma artificial que el cuerpo no puede procesar. Se fabrican endureciendo industrialmente los aceites. Como una masa espesa, los ácidos grasos trans se pegan a nuestras células, venas, arterias y nervios y les impiden realizar correctamente su función. Pequeñas cantidades ya son suficientes para duplicar el riesgo de sufrir arteriosclerosis, infartos, derrames cerebrales, etc. También el valor del colesterol malo LDL aumenta al consumir grasas trans. Estas se encuentran sobre todo en grasas vegetales que han sido endurecidas industrialmente con el fin de convertir grasas líquidas en un producto untable y más fácilmente consumible. Como esa técnica es barata y además conserva los productos durante más tiempo, se usan las grasas trans también en numerosos alimentos que la industria nos vende como productos saludables y algunos incluso adelgazantes, como por ejemplo la margarina, las sopas de sobre, los *snacks* (como las patatas fritas), los platos preparados, las barritas de cereales industriales y la bollería industrial.

Así que mucho mejor disfrutar de nuestra tostada del desayuno con un buen aceite de oliva virgen extra o una rica y natural mantequilla que con productos industriales como la margarina. Por cierto, a las personas que habitan en las regiones destacadas por su longevidad les son bastante ajenos los alimentos industriales, por lo menos hasta ahora. Entonces, ¿por qué arriesgarnos, si hay otro camino? La reducción radical de grasas y calorías que tan de moda se ha puesto de un tiempo a esta parte, no es de ningún modo un arma infalible contra los kilos de más, y mucho menos bajo el aspecto de la salud. La idea de que la mejor forma de alcanzar el peso ideal y mantenerse sano es eliminando las calorías y grasas de nuestra alimentación y quemando calorías a través del deporte, es simplemente equivocada.

La pérdida de peso no siempre es sinónimo de salud. Lo decisivo no es la reducción de calorías a cualquier precio, sino más bien qué y cómo comemos y nuestros hábitos cotidianos. No somos máquinas estandarizadas. Tenemos corazón y mente, así como un altamente desarrollado «motor de combustión». Como ya hemos mencionado, nuestra salud depende de la correcta «mezcla de carburantes». Para que un motor funcione durante mucho tiempo, además de gasolina, necesita aceite, líquido refrigerante y una conducción moderada. No tiene sentido echar diésel en un motor de gasolina. Así no conseguiríamos que fuera más económico. Y un motor diésel no sería más veloz aunque le echáramos gasolina súper. Con el peso es parecido. De modo que, si tenemos que adelgazar, por favor, hagámoslo con sensatez y sin estrés. Lo mejor sería que nos tomáramos suficiente tiempo. Aunque el próximo verano todavía no puedas lucir «tableta de chocolate» o la figura perfecta en bikini, con las siguientes recomendaciones —una mezcla de consejos nutricionales, sabidurías de la vida y elixires mágicos— sin duda alcanzarás tu meta.

Para empezar, deberíamos aprender a alimentarnos de un modo equilibrado, tal como lo hace la gente de las zonas de mayor longevidad del mundo. Pescado, carne, legumbres, verdura, arroz y patatas en la correcta proporción. Asimismo, podemos permitirnos una copita de vino tinto, o de aguardiente, como los habitantes de Bama. Tan solo tenemos que respetar un par de reglas. Nuestro cuerpo necesita suficiente líquido en forma de agua. Deberíamos hacer al menos 20 minutos de ejercicio cada día. Los *snacks,* como las patatas y todo lo que está frito, no formarán parte de nuestro menú diario. Además, deberíamos evitar las bebidas muy dulces, como por ejemplo los refrescos, la gaseosa, el té helado, la sangría, etc., también si contienen edulcorantes artificiales en lugar de azúcar. Y fíjate en los «azúcares ocultos» en muchos de los alimentos industriales, incluso en el popular pan de molde y pan tostado. Por cierto, esos tipos de pan alabados por ser buenos para adelgazar, con frecuencia suelen contener más calorías y carbohidratos y menos proteínas que el pan tradicional. No nos percatamos de ello a primera vista porque los datos nutricionales que aparecen en el paquete en letras grandes suelen referirse a una fina rebanada.

Y el mismo truco utiliza la industria con las aparentemente tan saludables barritas de cereales. Por otro lado, la recomendación de comer 5 piezas de fruta al día no es adecuada en el caso de las personas con sobrepeso, ya que una alta cantidad de fructosa también engorda.

Es imprescindible un desayuno saludable para que nuestro metabolismo se ponga en marcha cada mañana. Especialmente en el proceso de adelgazar, hay que planear con esmero los tentempiés entre las comidas: no como se nos antoje, sino un pequeño tentempié a media mañana y una ligera merienda por la tarde. En la cena, no temas comer un poco más de un buen pan integral, pero come un poco menos de fiambre. No te olvides de las legumbres y los productos ricos en fibra. En cuanto a las proteínas, basta con 1 gramo por kilo de peso corporal al día, siempre y cuando no realices un esfuerzo físico fuera de lo normal. Con estas pocas reglas de juego, ya tenemos la base para alcanzar el peso ideal.

Para ello, naturalmente, tenemos que deshacernos de algunas costumbres y prejuicios, y así veremos como nuestro cuerpo, de forma lenta pero segura, comienza a cambiar hasta alcanzar un peso saludable. Nos sorprenderá positivamente comprobar que con una nutrición equilibrada desaparecen los ataques de hambre y los antojos. Y de pronto empieza un proceso prodigioso. El cuerpo pierde el miedo a pasar hambre y acelera el metabolismo hasta recuperar un nivel normal. La quema de calorías y la digestión se optimizan, y los kilos de más desaparecen. Deja de ser necesaria la acumulación de reservas para un caso de emergencia, ya que no tenemos que «enfrentarnos a un viaje por el desierto». El cuerpo va alcanzando poco a poco un peso ideal, el que más le conviene: ni demasiado, ni demasiado poco.

Todo este proceso comienza en nuestra mente y, con un pequeño cambio de nuestra actitud, es factible regresar a una alimentación natural. Los productos sin la palabra *light* y con su natural contenido en grasas dejan de asustarnos. Comer ya no es una molestia, sino una de las cosas más agradables de la vida. No volvemos a comer las cosas que nos gustan con mala conciencia. Aunque los demás pidan un refresco *light* o ensalada con pavo —mientras se mueren por pedir pasta con salsa de tomate—, nosotros no nos dejamos influenciar por ellos. Comemos de un modo saludable, pero no incompleto. Evitamos el estrés y los pensamientos negativos al comer. Nos tomamos el tiempo necesario, disfrutamos de cada mordisco y comemos despacio. Olemos y paladeamos la comida conscientemente, y le damos a nuestro cuerpo la agradable sensación de estar haciendo lo correcto. Apagamos el móvil, y tampoco leemos el periódico mientras comemos. Le concedemos al cuerpo este buen momento y no nos dejamos molestar, incluso si los demás nos toman por locos.

En la vida laboral, no tenemos que demostrar a los compañeros de trabajo lo ocupados que estamos comiendo más rápido que un pavo; eso solo perjudica nuestra salud y nos hace engordar. En las aldeas de montaña de Cerdeña se suele decir: «*quien no sabe disfrutar de la comida, tampoco puede disfrutar de las otras alegrías de la vida*». Y cuando hayamos comido bien, de ningún modo tenemos que empezar a decir que hemos hecho una excepción y que al día siguiente no comeremos mucho. Ya que, de lo contrario, nuestro cuerpo enciende rápidamente la luz de alarma y comienza de nuevo con todas sus fuerzas a acumular reservas de energía; es decir, a engordar.

Por supuesto, un cambio de actitud similar no se consigue de la noche a la mañana. Así que sé tolerante contigo mismo si no lo logras siempre. Lo importante es que trabajes en ello con perseverancia, pues, ya sabes: «*quien la sigue, la consigue*». Las siguientes sabidurías de la vida te ayudarán a alcanzar tu peso ideal. Y, tal como prometido, seguidamente describiremos los elixires mágicos con los que puedes acelerar el proceso de adelgazamiento. Son verdaderos «quemadores de calorías», cuyo efecto nunca falla.

> *Comer sin engordar; la actitud correcta hace milagros.*

Sabidurías para el peso ideal

La mejor noticia en este capítulo es que nuestro cuerpo no quiere engordar, a no ser que le demos un motivo o que sufra un cambio hormonal. Si no lo atemorizamos constantemente y lo satisfacemos dándole lo que necesita, él se comporta correctamente. Qué interesante que justo lo que el cuerpo necesita para mantener un peso ideal y la salud, en la mayoría de los casos, coincide con lo que nos gusta comer (excepto, claro está, el pan blanco, los fritos, así como los dulces y refrescos con alto contenido de azúcares o edulcorantes). Según nuestra genética, estamos diseñados para la actividad y el disfrute. Desde el principio de la Humanidad, nuestro sentido del gusto se encarga de que comamos lo correcto. Sin embargo, nuestra moderna sociedad abusa de esa innata necesidad de disfrutar, poniendo a nuestra disposición una sobreoferta de productos cuyo sabor es potenciado artificialmente. Ante ello deberíamos resistir, pues, si no lo hacemos, lo pagamos con sobrepeso y otros problemas de salud.

Así que el lema es: *back to the roots*[2] o, dicho en español, volver a la normalidad. No deberíamos engañar a nuestro sentido del gusto con aromas artificiales, potenciadores de sabor, edulcorantes y otras sustancias no naturales. Así como tampoco deberíamos confiar en los falsos profetas, ni seguir los consejos que van en contra de todo comportamiento natural.

Mucho más sensato es escuchar a nuestro cuerpo, que habla con nosotros casi sin interrupción, y nos da señales. El sobrepeso es una de ellas, la cual tendríamos que tomarnos muy en serio. Pero a partir de ahora podemos y vamos a cambiar eso. Y para conseguirlo, resumimos a continuación un par de sabidurías que nos ayudarán a orientarnos. Esa es la base para alcanzar un peso ideal, estable y duradero. Con la actitud adecuada, lo conseguiremos.

---

2. Volver a las raíces.

...ASIMILAR

- Cada dieta hecha por obligación y bajo presión está predestinada a fracasar.
- Olvídate de los regímenes extremos y que prometen resultados de la noche a la mañana.
- Para adelgazar no hay que hacer dieta, sino cambiar la alimentación.
- Solo una alimentación equilibrada y natural nos lleva de un modo seguro y duradero al peso ideal.
- En ningún caso hay que pasar hambre para adelgazar.
- La mezcla correcta de energía es esencial: 30% de proteínas, 40% de carbohidratos sanos y 30% de grasas saludables consiguen el equilibrio.
- Disfrutar es importante. Incluso si modificamos nuestra alimentación, debería gustarnos lo que comemos.
- Comer conscientemente, masticar despacio, oler y saborear favorece al metabolismo, potencia la sensación de saciedad y nos mantiene delgados.
- Un desayuno sano es el modo ideal de empezar el día si no queremos engordar (no desayunar no es la solución).
- Los edulcorantes artificiales, los potenciadores de sabor, los fritos y los productos modificados industrialmente deberían ser consumidos con gran moderación.
- Si amenazamos a nuestro cuerpo con privación de alimentos (dieta), comienza enseguida a acumular reservas.

- Deberíamos aceptar nuestro cuerpo, aunque no sea perfecto.
- Mejor adelgazar despacio que volver a engordar deprisa.

No lo que comemos, sino lo que hasta ahora no comíamos podría obrar milagros.

Elixires mágicos para el peso ideal

Lo decisivo para alcanzar el peso ideal es influir en nuestro organismo de un modo natural para que él mismo encuentre su peso óptimo. Al hacerlo, debemos evitar todo tipo de extremos, pues ya sabemos que, tras someterse a un régimen severo, el peso de la mayoría de las personas sube por encima del nivel que tenía antes de la dieta, aparte de la frustración que sentimos y los perjuicios que causamos a nuestro cuerpo. Y no vamos a permitir que nada nos quite el buen humor. Así que nada de adelgazar radicalmente, pues nuestra meta es alcanzar y conservar siempre el peso ideal, lo cual no vamos a conseguir adelgazando con excesiva rapidez, ya que el efecto yoyó nos lo impedirá. Con frecuencia, las dietas radicales además reducen nuestra masa muscular, y justo eso es lo que no debe ocurrir, pues nuestros músculos queman mucha energía y mantienen nuestro cuerpo delgado y en forma.

Los siguientes elixires mágicos serán nuestros aliados para equilibrar la relación entre nuestro tejido adiposo y masa muscular, evitar el temido efecto yoyó y ayudarnos a adelgazar sin robarnos el placer de comer. Vamos a distinguir entre dos tipos: los elixires mágicos que nos ayudan a saciarnos de un modo agradable y los que aceleran nuestro metabolismo. Con algunos de ellos incluso logramos ambos efectos.

Saciarse sin sufrir, promover la quema de calorías mientras comemos y además acelerar el metabolismo; parece demasiado bonito para ser verdad. ¡Déjate sorprender! Ya verás, es posible y no es tan difícil. El efecto de estos elixires mágicos es simple pero genial: por un lado frenan la producción de hormonas estimulantes del apetito, como por ejemplo la ghrelina, la cortisona, la insulina y determinados polipéptidos. Es decir, que tenemos menos hambre. Y por otro lado favorecen los inhibidores del apetito propios del cuerpo, como la leptina y la amilina. Nos saciamos más rápidamente y nos sentimos llenos durante más tiempo.

Además, muchos elixires mágicos poseen un bajo índice glucémico, el cual indica la rapidez con la que los azúcares de los alimentos llegan a la sangre. Lo importante para perder peso es que los azúcares lleguen muy lentamente a la sangre, ya que así se prolonga la sensación de saciedad. La explicación es muy sencilla: si el contenido de azúcares en la sangre sube muy rápido, nuestro cuerpo produce mucha insulina, la cual hace que el índice de azúcar en la sangre descienda de nuevo con celeridad e incluso se sitúe por debajo del nivel normal. La consecuencia: volvemos a tener hambre demasiado rápido. Tienen un alto —y por lo tanto nocivo— índice glucémico, por ejemplo, los productos pobres en fibra como el pan blanco, las patatas fritas, los dónuts, los refrescos, los licores, la gaseosa, la cerveza sin alcohol, el mazapán, el arroz con leche, las galletas, los pasteles, los helados cremosos y muchos alimentos procesados.

Asimismo, tiene un papel importante si las grasas y las proteínas están presentes de un modo equilibrado. Como regla general, podemos afirmar que los productos integrales, la verdura, algunas clases de setas y la fruta con bajo contenido de fructosa, así como los carbohidratos buenos, en combinación con las proteínas, son el equipo perfecto para un bajo y sano índice glucémico. La oferta de estos buenos carbohidratos es amplia. En la cumbre se encuentran: las berenjenas, el brócoli, las alcachofas, las alubias blancas y pintas, los productos lácteos, las zanahorias crudas, los higos, las manzanas, las fresas, el pan, la pasta y el arroz integral, los copos de avena, el tofu y los zumos de frutas naturales. Estos son las estrellas entre los elixires mágicos, que tienen una maravillosa y duradera capacidad saciadora. Pero hay muchos otros productos que, con su bajo y saludable índice glucémico, son mucho mejor que su fama. Entre ellos se encuentran: la mantequilla, el queso fresco, camembert, cheddar, emmental, edam, gouda y la mozzarella (todos con un contenido graso de hasta 50%), el cuscús, los huevos, el jamón, la morcilla, las salchichas de Frankfurt, la carne de cerdo y de cordero, el salmón, los palitos de merluza, las aceitunas, los cacahuetes y el vino blanco.

Es sorprendente que algunos alimentos que creemos buenos para nuestro peso tengan un índice glucémico extremadamente alto, y por lo tanto perjudicial. Algunos ejemplos destacables son: la cerveza sin alcohol (tiene casi el doble de carbohidratos malos que la cerveza con alcohol), el apio, las zanahorias y la col cuando están cocidos, los copos de maíz, y los productos con edulcorantes.

Y además hay algunos elixires muy especiales, con convincentes efectos para conseguir una buena figura a largo plazo, que se pueden incorporar fácilmente a cualquier comida, o bien disfrutarlos entre las comidas. Son pequeños y compactos y se pueden guardar perfectamente en nuestro armario de elixires mágicos. Uno de ellos son las almendras tostadas. Idealmente sin sal y con piel. Con muchas proteínas, vitaminas y minerales, son el tentempié perfecto. Entre 6 y 8 almendras nos quitan la sensación de hambre y nos ayudan a adelgazar, a pesar de su alto contenido en grasas. Porque, como ya sabemos, todo depende del tipo de grasas. Las grasas insaturadas de las almendras aceleran el metabolismo, y este fruto seco consigue además que el nivel glucémico se mantenga constante durante mucho tiempo.

Con un alto contenido de proteínas, pocas calorías y 0 gramos de grasa, las setas shiitake son asimismo un elixir mágico muy recomendable. La fibra alimentaria llamada chitin, que se encuentra en dichas setas en una proporción de 80%, es difícil de digerir y por lo tanto nos llena durante mucho tiempo. Las setas shiitake se venden frescas, secas y en polvo. Las secas simplemente hay que ponerlas un rato en remojo en agua tibia y comerlas en una tortilla francesa o en la ensalada. El polvo es un delicado condimento para casi todos los platos.

Uno de los mejores «quitahambres» naturales es el vinagre de manzana, que estimula la digestión y el metabolismo para que el cuerpo queme más grasas automáticamente. Los estudios demuestran que las comidas que contienen vinagre de manzana promueven una mejor sensación de saciedad y un equilibrado nivel glucémico y de insulina. El vinagre de manzana está muy bueno en las ensaladas, y también se puede tomar como refresco, muy diluido en agua y con una cucharadita de miel.

Un par de pequeñas botellas de zumo de chucrut no deberían faltar en la estantería «peso ideal» de nuestro cofre del tesoro de los elixires mágicos. Casi sin calorías, las bacterias lácticas son responsables de una sana flora intestinal y además estimulan la digestión. Mientras que un alto contenido de la adelgazante vitamina C elimina la grasa de las células. Un magnífico refresco, ¡pruébalo!

También el a primera vista tan calórico aguacate es un verdadero «eliminagrasas». Diversos estudios demuestran que las grasas monosaturadas del aguacate funcionan como fuentes de energía a largo plazo, en lugar de ser directamente convertidas en grasa corporal. Triturando la carne de un aguacate maduro con zumo de lima o limón, un poquito de cebolla picada, sal y pimienta (así como cilantro fresco picado, si te gustan los sabores exóticos), podrás disfrutar de un delicioso guacamole casero.

El topinambur, un tubérculo de origen americano parecido a una patata, también encaja perfectamente en el tema «peso ideal». Rebosante de fibra alimentaria, contiene además un 40% de inulina, un carbohidrato inhibidor del apetito. Como las encimas digestivas no son capaces de «atacar» a este hidrato de carbono, este llega sin digerir al intestino grueso. De ello resultan dos efectos positivos: en primer lugar nos sentimos saciados durante mucho tiempo, y en segundo lugar se estimula el desarrollo de las beneficiosas bífidobacterias. Prueba el topinambur como una sabrosa alternativa al puré de patatas. Se puede comprar también en polvo, para condimentar muchos platos con su agradable sabor a nuez.

Muy exótico y efectivo para adelgazar es la pulpa deshidratada del fruto del árbol africano baobab. Este fruto es rico en antioxidantes, incluso más que las famosas bayas de goji. Sus polifenoles producen un efecto antiinflamatorio y pueden prevenir hasta el cáncer. Además, el baobab contiene mucha vitamina C (que refuerza el sistema inmunológico), potasio (importante para los nervios y los músculos) y hierro (para la formación de glóbulos rojos). Y ahora viene su efecto para conseguir el peso ideal: en una cucharada de polvo de baobab hay tanta fibra alimentaria como en una rebanada de pan integral. Pero el baobab no solo activa la función intestinal, sino que también ralentiza la digestión y la asimilación de carbohidratos, lo cual reduce considerablemente el apetito.

¿Te gusta refinar con canela, por ejemplo, un buen postre, una macedonia, un café o una taza de chocolate? Entonces, le estás haciendo un favor a tu peso. Los estudios científicos han demostrado que ya 1-2 gramos de canela (aprox. media cucharadita) ayudan a adelgazar. Al tomar canela, tanto el nivel de azúcar como los perfiles lipídicos (grasas) en la sangre descienden marcadamente, lo cual es un requisito importante para la reducción de grasa corporal. No obstante, la canela es una especia que tan solo ha de ser consumida de vez en cuando, ya que su alto contenido en cumarina puede provocar daños al hígado. La canela de Ceilán es la más recomendable debido a su relativamente escaso contenido de cumarina. Así que, al comprar canela, fíjate bien en su procedencia.

En tu armario de elixires mágicos no pueden faltar un par de alimentos ricos en lecitina. La lecitina pertenece a las sustancias desengrasantes, que favorecen la aceleración de la pérdida de peso, al introducirse en las células adiposas y mejorar el metabolismo. La lecitina posee asimismo un efecto protector del hígado, el estómago y el intestino. Esta sustancia se encuentra en cantidades suficientes en la yema del huevo, los productos de soja y el suero de mantequilla. Se usa también como un emulgente natural, por ejemplo en la mayonesa. Por lo tanto, una cucharada de mayonesa (con yema de huevo y el emulgente lecitina) es mucho más saludable que la fama que tiene, siempre y cuando la materia grasa no supere el 50%.

También el zinc hace milagros en el metabolismo de los lípidos, las proteínas y los carbohidratos. El zinc puede activar hasta 200 encimas distintas, regula el nivel de insulina y frena así el efecto engordador de dicha hormona. La cantidad recomendada oscila entre 5 y 10 miligramos al día, que puedes alcanzar con una equilibrada mezcla de carne de ave, hígado, huevos, marisco y queso. Especialmente apropiado para nuestro pequeño armario es, por ejemplo, el queso parmesano. Y si tienes una gran carencia de zinc, puedes tomar temporalmente zinc en pastillas.

¿Qué tal si para relajarte o acompañar una buena comida te tomas una copa de vino blanco o tinto? Eso no es ningún pecado para mantener el peso ideal, ya que en el vino hay una gran cantidad de piruvato (una sustancia que se genera en el proceso de fermentación). En pruebas científicas se ha comprobado que el piruvato tiene una gran influencia sobre la quema de grasas, y además optimiza nuestra condición física gracias a una mejor explotación de las reservas de grasa. Con la toma diaria de piruvato, se pueden incrementar hasta un 25% las posibilidades de éxito en nuestra meta de adelgazar. Así que: ¡salud! Por cierto, también las legumbres, los productos integrales y las aves contienen piruvato.

Y todavía tenemos que mencionar unas cuantas especias imprescindibles en nuestro armario de elixires mágicos para alcanzar el peso ideal. Son el anís, el comino, los granos de mostaza y el ajo. Todas contienen cualidades favorables para la digestión y son un fiable apoyo para adelgazar. La mejor variante del ajo es —a parte del no muy apreciado ajo crudo— el hasta ahora poco conocido ajo negro. A través de la fermentación y el secado, conserva todas las propiedades del producto natural, sin causar el para muchos desagradable olor a ajo. Para mantener el peso ideal, el ajo negro es muy recomendable, ya que junto a sus innumerables cualidades beneficiosas para la salud, tiene un efecto reductor del nivel de lípidos (grasas) en la sangre.

Tomando una taza de café o de té verde no solo disfrutamos de un agradable momento, sino que además estos placenteros productos nos ayudan a mantener la línea. El té verde y el té de mate activan determinadas fibras nerviosas y ello influye positivamente en la quema de grasas. Y el café (con cafeína), además de espabilarnos, estimula la quema de calorías. La cafeína, la cual, por cierto, también se encuentra en pequeñas cantidades en el cacao, favorece también la lipólisis, que es el proceso de liberación de las grasas de reserva. Es decir, la grasa corporal es dividida en sus distintos componentes, utilizada para el abastecimiento energético del cuerpo, y con ello consumida. Una taza de café de vez en cuando después de la comida hace pequeños milagros. Y si te gusta, puedes masticar alguna que otra vez un par de granos de café tostados, o mejor todavía, disfruta de los granos de café bañados en chocolate negro.

Con todos estos conocimientos alcanzarás paso a paso, o conservarás, tu peso ideal. Para acostumbrar a tu cuerpo a este cambio de dieta, puedes hacer una o dos veces por semana un «día de adelgazamiento» enfocado a acelerar la quema de grasa. Esos días ayudan a romper con algunas malas costumbres alimenticias, como por ejemplo el comer dulces o golosinas cada dos por tres. Empieza el día con un desayuno rico en fibra para que tu estómago no ruja constantemente. Como tentempié puedes permitirte fruta (como por ejemplo bayas, un plátano o una manzana), o bien un poco de verdura cruda. Con ello llenas tu estómago con nutrientes saciantes pero pobres en calorías. Durante el «día de adelgazamiento» también hay que beber entre 2 y 3 litros de agua o té. A mediodía y por la noche lo mejor es comer carne magra o pescado y, como guarnición, una pequeña porción de carbohidratos sanos. Esos días es importante consumir suficientes proteínas para evitar el desgaste de la masa muscular. Todas las ya mencionadas «especias adelgazantes» respaldan la quema de calorías, sobre todo la guindilla. Las guindillas y el jengibre liberan mucha energía tras la comida. Durante los días de adelgazamiento son tabú todos los productos con un alto índice glucémico, como el pan blanco, las papas y los refrescos dulces, entre otros.

Un día de adelgazamiento perfecto incluye asimismo un ligero programa de ejercicio físico. Ya por la mañana deberías activar tus músculos durante 20 minutos aproximadamente. Es recomendable hacer gimnasia, como estiramientos, flexiones, etc. Por la tarde puedes hacer además un pequeño entrenamiento aeróbico de unos 20 minutos: hacer *footing*, andar deprisa o ir en bicicleta dinamiza la circulación. Tras un día como este te sentirás realmente bien, y lo bueno es que no pasarás hambre.

...PROBAR

- **Sano y saciante:** berenjenas, brócoli, alcachofas, alubias blancas y pintas, lácteos, zanahorias crudas, higos, manzanas, fresas, pasta y arroz integral, copos de avena, pan integral, tofu, zumo fresco de frutas.

- **Picoteo provechoso:** almendras tostadas con piel pero sin sal. Entre las comidas como tentempié (6-8 almendras).

- **Complemento beneficioso:** setas shiitake secas o en polvo (4-5 setas o bien 1 cucharadita en las ensaladas, en tortilla, con platos de carne o con pasta).

- **Afrutado y efectivo:** vinagre de manzana (para ensaladas, o como refresco diluido con agua y con una cucharadita de miel).

- **Refrescante y eficaz:** zumo de chucrut, a ser posible biológico (1-2 vasos al día).

- **Delicioso aliado:** pasta de guacamole (pruébala untada en tostadas integrales, ¡riquísimo!).

- **Delicado y útil:** topinambur en polvo para refinar y aromatizar platos y salsas; o bien puré de topinambur.

- **Recomendación especial:** baobab seco en polvo, para enriquecer el muesli, el yogur, las sopas y las salsas (1 cucharada; en las sopas no cocinarlo, sino añadirlo justo antes de comer, pues de lo contrario se pierden sus importantes propiedades).

- **Exótica y eficaz delicia:** canela en polvo (preferiblemente de Ceilán). Dota a los postres, la pastelería y las bebidas calientes de un agradable sabor.

- **Para momentos de relax:** una copa de vino blanco o tinto (en cantidades moderadas se puede disfrutar a diario).
- **Aromático y eficiente:** anís, comino y ajo en polvo, así como granos de mostaza.
- **Experiencia sensorial con resultados:** el ajo negro seco es un arma infalible (1 diente al día, con cualquier comida).
- **Estimulante y adelgazante:** café con cafeína o té verde. Los granos de café bañados en chocolate negro son un crujiente y delicioso tentempié.
- **Dulces para premiarse:** bombones de chocolate negro con almendras fileteadas y palitos de jengibre bañados en chocolate negro.
- **Mucho mejor que su fama:** mantequilla, distintos tipos de queso, carne de cerdo, salmón, huevos, jamón cocido, salchichas de Frankfurt, palitos de merluza (no fritos, sino asados en la sartén con poco aceite), morcilla, cacahuetes y aceitunas. Pero, por favor, disfrútalo con moderación.

La maravillosa sensación de haber dormido bien no se puede sustituir por nada.

3. Dormir bien

«*Dormir bien y levantarse temprano cierra la puerta a muchas enfermedades de un modo prodigioso*», suele decirse en la China tradicional. Si dormimos profundamente, aportamos una importante contribución a nuestra salud. Un profundo sueño nos proporciona nueva energía vital, ya que, mientras dormimos, se regenera nuestro cuerpo. Las células y los órganos son literalmente depurados, los daños son reparados y los sueños nos ayudan a superar nuestras tensiones emocionales. Es decir, que el dormir bien nos pone en forma de un modo de lo más agradable, con el fin de que nuestro cuerpo pueda funcionar óptimamente al día siguiente. Y todavía hay más: mientras dormimos plácidamente, nuestro cuerpo desprende la hormona humana del crecimiento HGH, que favorece la construcción de la musculatura y activa la quema de grasas. Una mayor secreción de esta hormona disminuye al mismo tiempo el nivel de la hormona del estrés llamada cortisona. Así que dormir bien, además, nos mantiene delgados y relajados.

Arthur Schopenhauer lo describió de este modo: «*el sueño es para los humanos como dar cuerda a los relojes*». Cada uno de nosotros necesita una cantidad distinta de horas de sueño, entre 7 y 8 horas en promedio, pero hay personas que necesitan un poco más y otras que con un poco menos se regeneran suficientemente. Si al levantarte te sientes descansado y fresco como una rosa, entonces has alcanzado tu cantidad personal óptima de sueño. Aparte de la cantidad de horas, es decisiva la calidad del sueño. El efecto de regeneración se reduce notablemente cuando nos cuesta conciliar el sueño o nos despertamos varias veces durante la noche y no podemos volver a dormirnos fácilmente, ya que cuando esto ocurre el cuerpo es interrumpido en su trabajo de depuración. Es como si enviáramos a casa a los empleados de una empresa, al personal de limpieza, a un médico, a los basureros… después de una hora de trabajo. Obviamente, muchas tareas se quedarían sin hacer, muchos pacientes sin tratamiento o la basura se acumularía en las calles. Y todo empeoraría de día en día.

También nuestro cuerpo y estado psíquico se ven perjudicados si quedan sin hacer las tareas de regeneración. Esto puede tener graves consecuencias para nuestra salud y nuestro estado de ánimo. Está demostrado que quien duerme mal es más susceptible de sufrir enfermedades como depresión, diabetes, obesidad, problemas cardiovasculares, inmunodeficiencia, y todo lo que esto puede derivar. Por ello, es increíble que el tema del sueño todavía reciba tan poca atención en nuestra estresada sociedad. Después de todo, más del 25% de las personas sufre insomnio. Y sin embargo, disfrutar de un sueño reparador es imprescindible para nuestra salud. Si dormimos mal, no deberíamos cerrar los ojos y aceptarlo sin más, pues para casi todos los trastornos del sueño hay una solución. Dormir bien en la mayoría de los casos no es tan difícil como parece, si tenemos en cuenta tres cosas:

- El entorno adecuado para dormir.
- Un par de reglas básicas.
- Una alimentación adecuada.

En el próximo apartado, «Sabidurías para dormir bien», resumiremos los conocimientos más importantes sobre el entorno idóneo y las reglas básicas para dormir. Estas te ayudarán de un modo rápido y agradable a volver a dormir bien. Y en el siguiente, titulado «Elixires mágicos para dormir bien», te asombrarás de lo mucho que se puede conseguir con la alimentación adecuada. Y todo ello, sin somníferos.

> *El sueño es un maravilloso*
> *y sano estado de equilibrio.*

Sabidurías para dormir bien

La primera condición para dormir realmente bien es hacerlo en el entorno adecuado para ello o, mejor dicho, con una atmósfera de bienestar. Lo ideal es que el dormitorio sea tranquilo y esté oscuro y ordenado. Quita todo lo innecesario. Nada de trastos por medio, nada de plantas, la aspiradora y el planchador, por favor, en otro sitio y, a ser posible, ningún aparato eléctrico, o solo los imprescindibles. Los muebles y las paredes deberían tener tonalidades más bien frías y suaves, ya que tienen un efecto relajante. Una decente iluminación, preferiblemente con amortiguador de luz, y una pequeña lámpara para leer son lo idóneo para un «dormitorio de bienestar».

También es importante ventilar bien la habitación antes de dormir e intentar que tenga una temperatura agradable. No ha de hacer ni demasiado frío ni excesivo calor. La temperatura ideal para dormir es entre 16 y 18 grados. Si tu cuerpo se enfría, aunque solo sea un poco, o si tienes demasiado calor, te costará más dormirte y te despertarás con frecuencia durante la noche. Este negativo efecto se produce ya si tu temperatura corporal se ve mínimamente afectada. En este contexto, ten en cuenta también si tu pijama y tu manta son adecuados. Si vives en una región en la que existe la antigua tradición de airear las mantas al aire libre, no lo hagas más, pues sobre todo en los días húmedos estas cogen mucha humedad, la cual te hará sudar o pasar frío por la noche. Es preferible lavar la ropa de cama a menudo, ya que los aromas agradables tienen una influencia positiva en la calidad del sueño. Antiguamente se ponía una aromática manzana junto a la cama. Este ancestral remedio casero promueve la relajación y un sueño profundo.

Naturalmente, un buen colchón es muy importante para que el cuerpo pueda descansar durante la noche. No ha de ser ni demasiado blando ni excesivamente duro, sino tan flexible que se adapte al cuerpo, independientemente de si duermes de lado o boca arriba. Tan solo si duermes totalmente cómodo, podrás dormir bien. Los colchones de muelles no son la mejor opción, ya que sus muelles de metal pueden tener efectos perjudiciales para la calidad del sueño. Refuerzan los campos magnéticos que hay por todas partes en nuestro piso (enchufes, tomas de corriente, aparatos eléctricos). Dichos muelles reaccionan como antenas, absorbiendo las ondas electromagnéticas y transmitiéndolas directamente a nuestro cuerpo. Es como si pasáramos un tercio de nuestra vida sobre una antena. Incluso hay un estudio universitario que refuerza la sospecha de que ese efecto podría causar cáncer de piel y de mama. Dichos colchones de muelles, al estar más o menos huecos por dentro, pueden además incidir negativamente en la temperatura en la cama, pues funcionan como una especie de «bomba de aire» que bombea aire frío a nuestro cuerpo con cada uno de los muchos movimientos que hacemos al dormir.

Muy útil para conseguir una posición óptima al dormir es una almohada apropiada. Ha de ser compacta, dura y con el tamaño justo para que soporte la cabeza y el cuello. Así estarás cómodo y sin contracturas. Si con todo esto logras crear en tu dormitorio una verdadera atmósfera de bienestar, entonces ya tendrás las condiciones necesarias para disfrutar de relajantes noches.

Ahora vamos a contemplar un par de reglas básicas. Ya se sabe que no es bueno cenar demasiado tarde, pues mientras el estómago y el intestino están trabajando intensamente es complicado dormir bien. También deberíamos evitar a partir de cierta hora las bebidas con cafeína. Hacer deporte por la noche tiene un efecto similar. Activa la circulación y, a pesar de sentirnos agotados, no nos ayuda a dormir, sino que más bien nos espabila. Así que, para desconectar de las preocupaciones del día, mejor que el deporte es un cómodo y placentero paseo nocturno. Con el vino y la cerveza, el efecto depende de la cantidad que se consuma. Hasta 0,2 litros, es decir, un vaso, el efecto es más bien positivo, ya que se concilia mejor el sueño. Si se bebe más, todavía hay un efecto positivo para caer dormido, pero se duerme mucho más inquieto.

Si te cuesta conciliar el sueño, deberías renunciar a leer libros o ver películas emocionantes, porque el efecto excitante que causan en nuestra mente puede durar mucho tiempo. Es mejor que leas algo ligero, hasta que se te cierren los ojos.

Algunos pequeños rituales cotidianos son asimismo estupendos aliados para dormir bien. Antes de ir a la cama, haz algo que te proporcione un momento de felicidad y te relaje. Podría ser algo tan sencillo como observar el cielo nocturno desde tu ventana, respirar aire fresco, disfrutar de un trocito de chocolate negro antes de limpiarte los dientes, tomar una ducha o un baño templado, escuchar música suave y relajante, y si tienes pareja, seguro que se te ocurre algo más.

Si no puedes desconectar por las noches porque tienes que pensar en las obligaciones del día siguiente, entonces es mejor que planifiques el día por escrito bastante antes de irte a dormir. Con ello darás el tema por resuelto y evitarás que en la cama se te pasen por la cabeza miles de ideas.

No te presiones para dormirte lo más rápido posible, ni siquiera cuando te acuestes muy tarde. Da igual si te duermes enseguida o tras unos minutos. En este caso es más importante la calidad del sueño. Disfruta de un momento de tranquilidad antes de conciliar el sueño. Piensa en algo agradable. Y si no estás cansado en absoluto, no te vayas a la cama. Escucha la voz de tu cuerpo, y no las agujas del reloj. Intenta levantarte por las mañanas siempre a la misma hora, preferiblemente también el fin de semana y en las vacaciones. Una vez que tu reloj interior esté acostumbrado, prácticamente no necesitarás un despertador y por las noches tu cuerpo se sentirá cansado a la hora adecuada.

Por cierto, que el mejor sueño es el de antes de medianoche es un mito. Lo decisivo para una buena calidad del sueño es la «medianoche biológica», que está entre las 3 y las 4 de la noche. Justo antes, deberíamos disfrutar de la llamada «fase de sueño profundo», ya que son esas 4 primeras horas de sueño las decisivas para nuestra regeneración. De modo que, la hora óptima para irse a la cama son las 23 horas aproximadamente. Los estudios más actuales demuestran que si se duerme bien durante esa esencial fase, se pueden acortar el resto de las horas de sueño de vez en cuando, sin que nos sintamos molidos por la mañana.

Un par de estas sabidurías de la vida te ayudarán a dormir bien en el futuro. Quizás empieces hoy mismo a ponerlas en práctica; vale la pena, ya que dormir bien es todo lo contrario de malgastar el tiempo.

...ASIMILAR

- Una atmósfera de bienestar en el dormitorio es como una canción de cuna.
- Solo en una cama cómoda puede relajarse realmente el cuerpo.
- El aire fresco y un aroma agradable ayudan a dormir mejor.
- El metal y los aparatos eléctricos no deberían estar en el dormitorio.
- Un paseo nocturno es mejor que hacer deporte por la noche.
- Quien planifica el día siguiente antes de acostarse, cavilará menos por la noche.
- Agitación antes de dormir provoca agitación durante la noche.
- Pequeños y bonitos rituales antes de acostarse fomentan un sueño armónico.
- Más importante que las horas de sueño es la calidad del sueño en la fase de sueño profundo.
- Dormir bien es la base para tener salud y bienestar.

> *Dormir bien es una milagrosa medicina*
> *que alimenta al alma.*

Elixires mágicos para dormir bien

Junto a una atmósfera de bienestar en el dormitorio y el cumplir un par de reglas básicas, la alimentación desempeña un papel importante. Antes de describir los elixires mágicos que favorecen la conciliación y la calidad del sueño, vamos a conocer un par de errores nutricionales, pues realmente existen alimentos que perjudican al sueño. Durante la noche, el hígado y la vesícula biliar realizan un intenso trabajo de desintoxicación. Pero solo pueden hacerlo correctamente si no son molestados por una cena grasienta. Así que, antes de dormir, evita los alimentos ricos en grasas no saludables, como por ejemplo todo tipo de fritos o carne con mucha grasa. También los productos difíciles de digerir, como la col, las legumbres y la verdura cruda, pueden alterar el sueño, sobre todo en las personas susceptibles de tener flatulencia. La fruta tampoco es recomendable a partir de cierta hora, porque el ácido de la fruta estimula la circulación y nos espabila.

No te creas el rumor de que no se debe tomar carbohidratos por la noche. Los estudios científicos demuestran que los carbohidratos complejos o sanos, como los de las patatas, el arroz y la pasta integral, no solo producen sueño, sino que además mejoran la calidad del mismo. Fomentan la labor de la insulina, la cual ayuda al triptófano a llegar rápidamente al cerebro, donde se transforma en la hormona del sueño serotonina. Para que todo este proceso funcione a tiempo, deberíamos tomar la última comida del día como muy tarde entre una y dos horas antes de acostarnos. Un efecto similar tienen la carne magra, el pescado y determinados productos lácteos, pues favorecen la producción de las ya mencionadas hormonas de la felicidad serotonina y triptófano, las cuales tienen también un rol importante para conciliar el sueño con rapidez y dormir profundamente.

Tras habernos cuestionado algún prejuicio que otro, vamos a describir los elixires mágicos para dormir bien. Empecemos con los remedios caseros. La leche caliente con miel, tan popular en tiempos de nuestros abuelos, es realmente la mejor «bebida de buenas noches». La glucosa que contiene la miel hace que el cerebro impida el paso a la orexina, una hormona que activa las neuronas, lo cual beneficia al sueño. Además, la leche tiene un efecto positivo sobre nuestra psique, al transportarnos inconscientemente a nuestra niñez, cuando la leche materna o el biberón encarnaban la tranquilidad y la felicidad. Para no tener que contar ovejas, también ayuda una infusión de valeriana, que tiene un efecto relajante y hace que el cuerpo alcance un estado de calma y equilibrio.

Que los aromas frescos mejoran la calidad del sueño ya lo hemos mencionado en las sabidurías de la vida de este capítulo. En forma de elixires mágicos, además de las manzanas aromáticas que usaban nuestros abuelos, tenemos los llamados *sleeping sprays* (spray del sueño) con olor a lavanda o manzanilla, los cuales, pulverizados en la almohada o la ropa de cama, favorecen la conciliación del sueño y la fase de sueño profundo. Su ventaja es que el aroma permanece durante bastante tiempo.

Otros deliciosos ayudantes para dormir bien son pequeñas raciones de carne de pavo, queso emmental y parmesano, requesón y pescado, pues contienen una cantidad suficiente de las hormonas serotonina y triptófano. En combinación con carbohidratos complejos, como una moderada ración de patatas, pasta, arroz o pan integral, su efecto se refuerza. Un plátano también es recomendable. Y las habas de soja tostadas tienen asimismo un agradable efecto adormilante, ya que contienen más de 450 miligramos de triptófano por cada 100 gramos.

Una tercera hormona que nos permite dormir mejor es la melatonina. Un verdadero elixir mágico productor de esta hormona del sueño son las nueces. Los científicos han descubierto que la concentración de melatonina en la sangre se triplica al consumir nueces. También las guindas (cerezas ácidas) son ricas en melatonina. Su zumo puede mejorar considerablemente el ciclo natural del sueño, ya que evita que despertemos cada dos por tres a lo largo de la noche. Lo ideal sería beber un vaso pequeño por la mañana y otro por la tarde. La clase con el contenido más alto de melatonina es la cereza Montmorency. En las tiendas de productos dietéticos encontrarás zumo concentrado de estas cerezas, que tiene un efecto todavía mayor. Como alternativa se pueden comer también las guindas secas, que es lo mejor que podemos picar después de cenar.

Adicionalmente, existen dos aminoácidos que nos ayudan a dormir bien: la arginina y la L-carnitina. Entre otras cosas, se ocupan de reducir el amoníaco, que es un veneno celular inhibidor del sueño. El aminoácido arginina ensancha los vasos sanguíneos, y con ello favorece una suave bajada de tensión. Una cantidad extraordinaria de arginina se encuentra en las semillas de calabaza (3.460 miligramos por 100 gramos) y los cacahuetes (3.000 miligramos por 100 gramos). Un alto contenido de L-carnitina poseen sobre todo la carne de ternera y de cordero. Otros buenos proveedores de L-carnitina son los arenques y los boletos secos.

...PROBAR

- **Tentempié «de ensueño»:** queso emmental y pan integral. La combinación perfecta.
- **Refrescante y relajante:** el zumo de guinda o el zumo concentrado de cereza Montmorency no pueden faltar en la estantería «dormir bien».
- **La «bebida de buenas noches»:** leche caliente con miel, la receta mágica de nuestras abuelas para dormir bien.
- **Maravillosamente relajante:** una infusión de valeriana.
- **«Sueño refrigerado»:** la leche y el requesón, así como la carne y el pescado, son siempre buenas alternativas para una cena favorecedora del sueño.
- **«Sueño enlatado»:** los arenques asados en pequeñas latas se pueden almacenar fácilmente y son una cena relajante y perfecta con pan integral.
- **Deleite para una buena noche:** boletos secos y queso parmesano; ideal con la pasta, el arroz y la carne.

- **Mordisquear tranquilidad:** haz una mezcla de semillas de calabaza, habas de soja, cacahuetes y nueces, y disfruta de un pequeño plato mientras ves la televisión, lees o escuchas música. Especialmente ricas son las cerezas Montmorency secas.

- **Deliciosa ayuda para dormir:** un poco de tofu —frío o asado en la sartén— acompañado de pan integral.

- **Aromas del bienestar:** una manzana junto a la cama, ropa de cama recién lavada, o sprays del sueño con aroma de lavanda o manzanilla.

- **Panecillos de ensueño caseros:** para 10 panecillos necesitas 500 gramos de harina integral, una cucharadita de sal y otra de levadura en polvo, 2 plátanos maduros, 80 ml. de puré de manzana, 50 ml. de miel y 125 ml. de leche. Haz la masa con la harina, la sal y la levadura en polvo. Después añade todo lo demás, amásalo, divide la masa en 10 partes y dales forma de panecillo. Hornéalos a 180 grados durante 30 minutos.

> *No debería existir y, sin embargo,*
> *como por arte de magia, ahí está.*

4. Dolor de cabeza

Nuestro cerebro es, en realidad, insensible al dolor, incluso si está enfermo. Lo que sentimos como dolor de cabeza, mirándolo bien no se produce en la cabeza, sino en las áreas fuera del cerebro, como la meninge y el periostio, que revisten nuestro cráneo. También las arterias y las venas que recorren esta zona pueden causar dolor. Todos estos tejidos están atravesados por sensibles nervios, que pueden reaccionar a muchas influencias. Y entonces tenemos la sensación de que nos va a explotar la cabeza. Esto puede llegar a ser muy molesto y amargarnos el día a día.

Si tienes dolor de cabeza de vez en cuando o con frecuencia, no eres un caso aislado. Más del 70% de los europeos sufren de dolor de cabeza, y las mujeres están afectadas el doble que los hombres. Muchos médicos, y naturalmente las personas afectadas, están desesperados por no encontrar soluciones definitivas y aceptan el dolor de cabeza como una inevitable circunstancia de la vida. Cuando aparece, la gente se toma rápidamente una pastilla, y así siempre. El dolor de cabeza pasa a formar parte de nuestra vida cotidiana, sin intentar llegar al fondo de la cuestión. Y eso no debería ser así, ya que, con un poco de investigación de las causas y las medidas adecuadas, muchas personas podrían librarse de los dolores de cabeza. Para conseguirlo, vamos a dividir la cefalea en dos grupos. Al primer grupo pertenecen los dolores de cabeza indirectos (80-90% de los casos). En términos médicos se denominan dolores de cabeza primarios. Son los que no tienen ninguna enfermedad como origen. Están ahí y punto, sin causa aparente. Solo por el hecho de que no hay una causa a primera vista, la medicina ha tomado el camino fácil y los ha categorizado como una enfermedad independiente. Aun así, cada enfermedad y cada dolor tiene un detonador, y no deberíamos conformarnos con tomar analgésicos cada vez que aparece el dolor. Merece la pena aprender a observarse a sí mismo para reconocer los posibles desencadenantes. Estos podrían ser: el estrés, las tensiones, los problemas psíquicos, pasar demasiado tiempo sentados, un ambiente cargado (por la calefacción o el aire acondicionado), hábitos de vida irregulares, falta de líquido, cambios del tiempo, insomnio y un consumo excesivo de alcohol o de nicotina.

En el caso del segundo grupo, el del dolor de cabeza directo, es más sencillo, pues aquí el origen se encuentra en enfermedades existentes. Entre ellas se puede destacar las infecciones otorrinolaringológicas, las enfermedades de la espalda y del disco intervertebral, las inflamaciones del cerebro, los problemas dentales y bucales, una tensión arterial demasiado alta o baja y, paradójicamente, la ingesta regular de calmantes. Quien toma pastillas con demasiada frecuencia cuando le duele la cabeza, acostumbra su cuerpo a los analgésicos. Y en el momento en que deja de tomarlos, pueden aparecer síntomas de abstinencia, en forma de color de cabeza. Un círculo vicioso. En la cefalea directa es decisivo, además de la terapia contra el dolor, que se trate la enfermedad detonadora. Para muchas de las enfermedades citadas existen excelentes elixires mágicos, que conoceremos en breve.

La cefalea indirecta, que no está basada en dichas enfermedades, no es menos molesta, pero sí más inofensiva. Los dolores típicos de esta categoría son la migraña, el dolor punzante, el dolor palpitante y, como se dice popularmente, la sensación de tener la cabeza hecha un bombo. A través de un par de pequeños cambios en nuestra rutina diaria, y usando algunos elixires mágicos, estos dolores pueden desaparecer sin medicamentos. Todas las sabidurías de la vida y los elixires mágicos que vamos a describir a continuación nos ayudarán a prevenir y aliviar este frecuente tipo de cefalea indirecta. Sería fantástico si dejáramos de tolerar el dolor de cabeza y por fin pudiéramos olvidarnos de él. Las posibilidades para conseguirlo son buenas.

> *Lo que aparece como por arte de magia,*
> *también puede desaparecer como por arte de magia.*

Sabidurías de la vida contra el dolor de cabeza

Comencemos con pequeños cambios en nuestra vida cotidiana. Un poco de ejercicio físico al aire libre con regularidad es muy recomendable. No obstante, hay que ser prudentes con el deporte, ya que las exageraciones pueden provocar dolor de cabeza e incluso ataques de migraña. Si el estrés, la presión o los problemas personales pudieran ser las causas, entonces deberíamos tomarnos el tiempo necesario para relajarnos: un pequeño paseo antes o después de comer, un curso de yoga, o simplemente darnos un respiro y mirar unos minutos por la ventana. Tal vez lo que viene a continuación suene un poco aburrido, pero está demostrado que cierta constancia en nuestro día a día es algo positivo. Quien siempre madruga entre semana, no debería levantarse demasiado tarde los fines de semana. Quien toma mucho té o café en el trabajo no debería privarse de ello totalmente en sus días libres. También la regularidad en las comidas es importante para disfrutar de una vida sin dolor de cabeza. El cambiar el ritmo de vida abruptamente durante el tiempo libre o las vacaciones puede tener desagradables consecuencias para las personas con tendencia a sufrir cefalea. Teniendo en cuenta estas sabidurías de la vida, evitarás de un modo profiláctico que aparezcan tus dolores de cabeza, o conseguirás aliviarlos.

Para sobrellevar lo mejor posible el espacio de tiempo hasta que estos cambios surtan efecto, existe una relajante medida que, sin tomar medicamentos, te ayudará a corto plazo a paliar el dolor de cabeza; sobre todo, si lo tienes en la zona de la frente y las sienes. Hazte un ligero masaje, haciendo movimientos circulares sobre las sienes con las yemas de los dedos. De ese modo puedes aliviar el dolor también en otras zonas reflexivas de la cabeza, como por ejemplo sobre las cejas, tras las orejas o en el cuello. Esta técnica es aplicada en el shiatsu y la acupresión. Si quieres, puedes usar un poco de aceite de mentol o de eucalipto, pues los aromas que desprenden tienen efecto relajante.

Si no tienes ni la menor idea de cuál podría ser el origen de tus dolores de cabeza, entonces es recomendable escribir al principio de la terapia un «diario del dolor de cabeza» donde anotes la hora a la que ha empezado la cefalea, así como las circunstancias bajo las que ha aparecido. Reflexiona sobre lo que ha ocurrido tanto los días anteriores como ese mismo día. Y enseguida descubrirás que hay cosas en tu vida ante las que la cabeza reacciona con gran sensibilidad. Cosas que sin duda se pueden cambiar, pero seguro que no con analgésicos.

Quizás no siempre lo consigamos, pero en la mayoría de los casos podemos averiguar el motivo por el cual nos martiriza la cefalea indirecta. Y asimismo, vamos a percatarnos de que ciertas costumbres, el estilo de vida y nuestra actitud con frecuencia son los culpables. Así podremos enfrentarnos a ello con determinación. Las sabidurías de la vida contra el dolor de cabeza son como un manual de instrucciones para disfrutar de una vida libre de la molesta cefalea. Hasta que nuestros dolores de cabeza remitan, deberíamos echar un vistazo de vez en cuando a dicho manual, hasta que lo hayamos asimilado todo bien. Estas sabidurías serán el hilo conductor que nos proporcionará mayor calidad de vida, y venceremos al dolor de cabeza «con cabeza».

...ASIMILAR

- El ejercicio físico y el aire fresco son los mejores aliados contra el dolor de cabeza.
- La relajación y breves descansos con regularidad son buenos para tener la cabeza despejada.
- Los problemas personales, el estrés y la presión no deben ser aceptados como un estado permanente.
- Exagerar con el deporte o con las actividades de ocio favorece el dolor de cabeza.
- Durante el tiempo libre es aconsejable no modificar radicalmente el ritmo de vida diario.
- No deberíamos intentar acostumbrarnos al dolor de cabeza.
- En casos especialmente persistentes es de gran ayuda un «diario del dolor de cabeza».

> *Solo hay que esperar milagros*
> *cuando no hay soluciones.*

Elixires mágicos contra el dolor de cabeza

Con nuestras medidas para evitar y aliviar el dolor de cabeza ya damos un gran paso para librarnos de esa tortura para siempre. No obstante, si esos desagradables pinchazos y martilleo siguen molestándonos a pesar de todo, o de pronto vuelven a sorprendernos, entonces hay que echar mano de los elixires mágicos, con los que lograremos resultados asombrosos. Vamos a distinguir entre los elixires mágicos que funcionan desde dentro y los que surten efecto desde fuera.

El primer elixir mágico es, por muy banal que suene, el agua. Deberíamos beber de 1,5 a 2 litros de agua mineral sin gas, o agua del grifo filtrada, al día. Los nuevos estudios demuestran que muchas cefaleas pueden ser evitadas o aliviadas rápidamente, simplemente bebiendo suficiente agua. Los científicos han averiguado que la falta de agua a menudo causa dolor de cabeza, porque —además de la desecación del cuerpo y la falta de oxígeno— tiene como consecuencia la desecación del cerebro, la cual puede originar un funcionamiento incorrecto de las neuronas. Y ello provoca cefaleas e incluso ataques de migraña. Tan pronto como aparece el dolor de cabeza, dichos estudios recomiendan tomar entre ½ y 1 litro de agua sin gas. Normalmente, tras media hora, pero como muy tarde después de 3 horas, los síntomas deberían desaparecer, siempre y cuando la falta de agua fuera el motivo de la cefalea. Numerosos estudios de una clínica londinense especializada en migraña han confirmado esta tesis. Más del 60% de sus pacientes con cefalea afirman estar libres de molestias ya media hora después de haber bebido medio litro de agua; y un tercio de los participantes en los estudios indican que el positivo efecto se manifiesta como muy tarde después de tres horas. Y paradójicamente, hasta ahora en las publicaciones médicas el agua prácticamente no era tenida en cuenta como un arma contra la jaqueca. De modo que, para comenzar a luchar contra el dolor de cabeza, plantéate si bebes suficiente agua.

Si la falta de agua no puede ser el motivo porque bebes bastante, entonces hay a nuestra disposición muchos otros elixires mágicos. Algunos de ellos también son «naturaleza líquida». ¿Qué tal un vaso de zumo de cereza, por ejemplo? Las cerezas son un demostrado remedio casero contra el dolor de cabeza. El zumo natural (no hecho a base de concentrado) tiene el mismo efecto que las cerezas frescas. Los científicos han averiguado que el consumo de 20 cerezas puede tener el mismo efecto que una aspirina. Los responsables de este efecto liberador del dolor son probablemente los pigmentos rojos, denominados antocianinas.

Una de nuestras sabidurías de la vida era que quien sufre fuertes dolores de cabeza debería hacer a menudo una relajante pausa. ¿Qué tal hacerla tomando una taza de café? La cafeína no solo aumenta el rendimiento de nuestro cerebro, sino que además activa el metabolismo. Los vasos sanguíneos se dilatan, aumenta el pulso y mejora el riego de los órganos. Este estimulante efecto de la cafeína alivia también —por lo menos temporalmente— el dolor de cabeza. Pero la cafeína es capaz de más cosas todavía: bloquea la formación de una encima que es responsable de la liberación de prostaglandinas, una sustancia similar a las hormonas que participa en la transmisión del dolor y tiene un papel importante en las cefaleas de todo tipo. En combinación con unas gotas de zumo de limón, el efecto de la cafeína aumenta. Por ello, muchos medicamentos contra el dolor contienen una mezcla de cafeína y vitamina C, e incluso la Coca-Cola con una rodaja de limón solía utilizarse antiguamente como terapia contra el dolor de cabeza.

En el caso de que prefieras el té, entonces te ayudará también una taza de té negro con limón o de té de hierbas medicinales. Para obtener un resultado óptimo, haz una mezcla a base de flores de lavanda, hierba de melisa y rubilla (un tercio de cada hierba). Algo más exótico, pero igualmente muy efectivo, es la corteza de sauce blanco, que se puede adquirir en herboristerías. Contiene ácido salicílico, la sustancia que hay en la aspirina.

También algunas especias ayudan contra la cefalea. El orégano es un acreditado remedio casero, que puede ser usado abundantemente en ensaladas, pizzas y platos de pasta. Y si te gustan los sabores más exóticos, entonces ten siempre en el armario de los elixires mágicos una raíz de jengibre. Un trocito de entre 2 y 3 cm de grosor, pelado y rallado, o picado muy fino (o bien jengibre en polvo), es ideal para ensaladas, sopas, salsas, así como platos de carne y pescado.

En cuanto a los elixires mágicos que surten efecto «desde fuera», de nuevo empezamos por el agua. Prueba a darte una ducha modificando varias veces la temperatura del agua de caliente a frío y viceversa. El frío proporciona un refrescante alivio, y el calor tiene un efecto calmante del dolor en la zona del cuello y la espalda. Como alternativa se puede hacer un baño de pies, asimismo alternando el agua caliente y fría, lo

cual activa la circulación en todo el cuerpo, y por eso es beneficioso contra el dolor de cabeza.

Los aceites esenciales aportan un agradable alivio; prueba
los de mentol y los de eucalipto. Una sola gota en las sienes ya
puede paliar la cefalea. También el extracto de melisa es un
remedio tradicional cuyo efecto ya era conocido en la antigüedad. En el siglo XVI, el famoso médico Paracelso utilizaba
la melisa como medicina para el tratamiento de muchas enfermedades, entre otras la cefalea. En 1826 la farmacéutica de
Colonia Maria Clementine Martin creó el extracto espirituo-
so de melisa, el cual, además del uso tópico o externo, puede
ser bebido. Así que, ¿por qué matar moscas a cañonazos? O
dicho de otro modo, ¿por qué usar la agresiva medicina,
cuando la naturaleza nos ofrece tantas posibilidades? Descubre qué es lo que mejor te sienta a ti personalmente.

...PROBAR

- **Refrescante alivio:** beber por lo menos entre 1,5 y 2 litros
  de agua sin gas al día. Cuando la cefalea aparece por falta
  de agua, 2-3 vasos suelen ser suficientes para aliviar los síntomas.
- **Afrutada ayuda:** una botellita de zumo natural de cereza
  puede obrar milagros e incluso sustituir a un analgésico.
- **Fuerte y eficaz:** un café solo doble, una taza de té negro o, si
  lo toleras, un vaso de agua con un chorrito de zumo de limón
  son tres eficaces bebidas para tomar mientras haces un des-

canso. En tu armario no puede faltar: café exprés instantáneo con cafeína, concentrado de zumo de limón, té negro.

- **Hierbas curativas:** mezcla de flores de lavanda secas, hierba de melisa y rubilla. Tendrás un delicioso té contra el dolor de cabeza con 3 cucharaditas por ¼ de litro de agua hirviendo (hay que dejarlo reposar 5 minutos y después colarlo). Como alternativa, también puedes usar corteza de sauce blanco (1 cucharada por ¼ litro de agua).

- **Picante y efectivo:** té de jengibre fresco (2 o 3 trocitos en una taza de agua caliente). O bien, como exótico condimento de muchos platos, jengibre en polvo, o raíz de jengibre (después de empezar la raíz, hay que guardarla en la nevera).

- **Aromático alivio:** orégano fresco o seco, un condimento perfecto que gustará a tu paladar y tu cabeza.

- **Relajante esencia:** aceite esencial de mentol para masajear las sienes.

- **Desde fuera y desde dentro:** el extracto de melisa es un antiguo y probado remedio de uso tópico, que también puede ser bebido.

Una espalda sana es algo sencillamente maravilloso.

5. Dolor de espalda

Es dramático: tan solo una de cada cinco personas en los países industrializados se libra de padecer dolor de espalda. Los estudios actuales atestiguan que uno de cada dos europeos incluso sufren dolor de espalda con regularidad. En la mayoría de los casos el dolor es inocuo, pero muy molesto, sobre todo cuando vuelve continuamente. El que más nos tortura suele ser el dolor en la región lumbar, en la parte baja de la columna vertebral. Este tipo de dolor se describe de un modo muy sugestivo en la publicidad, cuando una persona desesperada se toca las lumbares con la cara desfigurada por el sufrimiento, hasta que el medicamento publicitado le alivia como por arte de magia (por lo menos temporalmente).

También con mucha frecuencia aparece el dolor en la parte superior de la espalda, la columna vertebral cervical, el cual se manifiesta en forma de contracturas musculares y dolor en la nuca. Lo que estos tipos de dolor de espalda tienen en común es que ambos se originan habitualmente en el aparato locomotor, compuesto por la musculatura de la espalda, los tendones, los ligamentos, el famoso nervio ciático y las fascias, que son membranas fibrosas que recubren los músculos y dan forma a nuestro cuerpo. Por su alto contenido de receptores, constituyen el mayor órgano sensorial del cuerpo, lo cual notamos sobre todo en la espalda, ya que en esa zona se inflaman con facilidad debido a influencias físicas o psicológicas.

En el 90% de los casos, el dolor de espalda es «no específico». Es decir, su origen no es una enfermedad. El 10% restante es causado por alteraciones en la columna vertebral u otras dolencias. Entre este 10% de dolores de espalda «específicos» se cuentan, por ejemplo, la hernia discal, la escoliosis, la artrosis, la artritis, la osteoporosis... En estos casos, por supuesto, es recomendable seguir un tratamiento médico.

Y ahora llega la gran noticia: el dolor de espalda no específico puede desaparecer totalmente por sí mismo. A través de un par de relevantes conocimientos y de la alimentación adecuada, se puede evitar de forma duradera. O sea, que el 90% de todos los dolores de espalda no tienen por qué existir. Pero, ¡cuidado!, si no tomamos medidas, o si nos medicamos precipitadamente sin averiguar las causas de la dolencia, el dolor de espalda no específico puede hacerse crónico. Incluso los dolores de espalda aparentemente inofensivos pueden provocar un desgaste prematuro de los discos vertebrales, los huesos y las articulaciones, y originar graves daños a largo plazo. Para que esto no suceda, hay sabidurías y elixires mágicos que nos ayudan a disfrutar de la vida con una espalda fuerte y libre de dolor. Aparte de que el dolor de espalda es muy molesto, a cualquier hora del día o de la noche, una espalda sana nos proporciona más seguridad en nosotros mismos y un enfoque positivo de la vida.

De modo que comencemos sin más demora a «respaldarnos a nosotros mismos».

> *Si es nuestro estilo de vida el que nos carga la espalda con demasiado peso, entonces algunos pequeños cambios pueden obrar milagros.*

Sabidurías de la vida contra el dolor de espalda

En el caso concreto del dolor de espalda, algunas sabidurías de la vida son verdaderos elixires mágicos. En el 90% de los dolores de espalda, las causas se deben a cuatro factores: problemas psicológicos (miedos y preocupaciones en la vida privada o profesional, depresión), estrés (presión por falta de tiempo y por alcanzar el éxito), sobrepeso o bien peso inferior a lo normal (a menudo unido a una alimentación desequilibrada y a depresivos trastornos alimentarios como anorexia y bulimia) y los hábitos de vida (el trabajo, las aficiones, el deporte). Todos estos factores tienen influencia sobre nuestra «postura», en sentido literal de la palabra. Nuestra espalda soporta toda la carga; ya lo dice el refrán «*echarse todo a las espaldas*». La gente suele aconsejarte que no te dejes pisotear, que camines erguido por la vida. Pero cuando los problemas y las preocupaciones te atormentan, el estrés es excesivo y te falta la voluntad para actuar, entonces no es fácil mantener la «postura» o la actitud adecuada. A quien soporta mucha presión, se le carga la espalda, lo cual tarde o temprano acaba originando dolor. Por ello, debemos alcanzar el equilibro para nuestro cuerpo y nuestro espíritu.

Es importante que averigüemos qué problemas llevamos a las espaldas. Tómate tu tiempo para analizar tu caso. Escribe brevemente la respuesta a las siguientes preguntas:

- ¿Tengo problemas con la familia o la pareja?
- ¿Tengo problemas en mi puesto de trabajo? (Estrés, demasiada presión…)
- ¿Me siento agotado o en tensión con frecuencia?
- ¿Me torturan el miedo al futuro o las preocupaciones? (El trabajo, la familia, la situación económica, la seguridad, la falta de orientación, decisiones importantes…)
- ¿Me resulta difícil pedir ayuda a los demás?
- ¿Cuando me duele la espalda, le quito importancia y soporto el dolor sin buscar soluciones?

- ¿Tomo medicamentos sin pensármelo mucho?
- ¿Estoy a menudo de mal humor?
- ¿Aunque tengo dolor, no me tomo un descanso para hacer ejercicios de relajación?
- ¿Tengo sobrepeso o falta de peso, en lugar de un peso saludable?
- ¿Me muevo demasiado poco?
- ¿Mi espalda soporta una carga excesiva o mal repartida? (Al sentarme, al llevar peso, haciendo deporte...).

Con cada «sí» has descubierto un posible origen de tu dolor de espalda.

¡Y ahora puedes actuar! En otros capítulos de este libro encontrarás valiosas sabidurías de la vida y recomendaciones nutricionales para combatir los factores de riesgo del dolor de espalda, como las preocupaciones, el estrés, la depresión y un peso inadecuado. Si sigues esos consejos, verás como tu espalda te agradece ya algunos pequeños cambios. Actúa, no sigas sufriendo en silencio, y tampoco intentes soportar con calmantes los dolorosos días con sus largas noches. Ataca tu dolor de espalda con todas las armas posibles.

A propósito de cómo influye el peso en el dolor de espalda, quisiera añadir algo: ten en cuenta que no solo el sobrepeso, sino también un peso inferior a lo normal puede causar problemas en la espalda a largo plazo. Un peso muy bajo debilita los importantes y protectores músculos abdominales y de la espalda, los cuales proporcionan estabilidad a la columna vertebral y nos ayudan a mantener una postura óptima. Y, por otro lado, tiene un efecto nocivo para las funciones de las articulaciones, los cartílagos y los huesos, pudiendo incluso originar artritis, artrosis, osteoporosis y deformación de la columna vertebral. Así que mejor un kilo de más que uno de menos.

En cuanto al factor de riesgo relacionado con los hábitos de vida, hay que estar atento a cosas tan cotidianas como sentarse de un modo que cuide la espalda. Utiliza toda la superficie del asiento, es decir, no te sientes en el borde de la silla. Al estar sentado, fíjate en que los pies estén planos sobre el suelo, y que los muslos y las pantorrillas formen un ángulo de 45 grados. Al escribir con el ordenador, los brazos y antebrazos han de formar un ángulo recto. Por mucho que te digan que te sientes recto, no lo hagas durante mucho tiempo, pues precisamente esa postura perjudica los discos vertebrales y la columna. Al sentarse erguido, la presión que tienen que aguantar los discos intervertebrales aumenta a 140% (al estar de pie dicha presión es de 100%). Tampoco te sientes ligeramente inclinado hacia delante, ya que la presión en esa postura se eleva a 200%. Por cierto, aunque de niños nos hayan prohibido «repantigarnos» en la silla, ahora puedes hacerlo. ¡Es bueno para tu espalda! Así que, reclínate cómodamente en la silla. Para ello, lo ideal es tener una silla con respaldo flexible. Levántate con frecuencia de la silla. No pases más de 30 minutos en la misma posición. Cuando estés de pie, intenta estar en una posición confortable, y evita arquear la espalda. Al agacharte, no deberías inclinar la espalda, sino doblar las piernas. Si tienes que levantar objetos pesados, hazlo siempre con las piernas ligeramente abiertas, y el objeto lo más pegado posible al cuerpo. Cuando lleves peso, repártelo entre las dos manos; en lugar de llevar una bolsa muy pesada, usa dos, una en cada mano, o mejor todavía, una mochila. Así protegerás tu columna vertebral, los discos intervertebrales, las articulaciones de los hombros, y mejorarás tu postura corporal.

Evita llevar zapatos demasiado duros, pues pueden perjudicar tu espalda. Anda siempre que puedas descalzo sobre superficies blandas; eso también le dará una alegría a tu espalda. Hazle un favor a tu espalda apoyándote en la pared al ponerte la ropa interior, los calcetines... Intenta evitar posiciones antálgicas, es decir, posturas que temporalmente calman el dolor, ya que a largo plazo perjudican la espalda, al sobrecargar en exceso determinados músculos.

Practica deporte con moderación y ejercicios de relajación, pues es esencial para tener una espalda sana. Con ello conseguirás varios beneficios: el ejercicio físico no solo fortalece los tendones, los ligamentos y los músculos, sino que además favorece la circulación sanguínea y la regeneración de los tejidos del organismo, siempre y cuando tu cuerpo reciba los nutrientes necesarios. Este efecto puede ser reforzado aún más con ejercicios de relajación. Los deportes como el yoga, caminar, senderismo, levantamiento de pesas con moderación o la natación son muy recomendables. Al nadar, las variantes crol y espalda son las más beneficiosas, ya que el cuerpo está estirado y se produce una saludable alternancia entre carga y descarga de la espalda. Cuando descanses tras el deporte, es mejor hacerlo en una posición en la que la columna y el nervio ciático estén relajados, por ejemplo, tumbado boca arriba con una almohada grande bajo las piernas, de modo que formen un ángulo recto. ¡Verás qué bien sienta! Además, esta postura es óptima para que los discos intervertebrales absorban el líquido necesario para su función amortiguadora.

Introduce en tu vida cotidiana algún que otro momento de relajación en el que, sencillamente, no hagas nada. Escuchar música clásica sería ideal. Si eres fumador, deberías dejarlo o por lo menos reducir el consumo de tabaco, ya que los fumadores tienen una vulnerabilidad mucho mayor de sufrir dolores de espalda crónicos. Esto se explica por su deteriorada circulación sanguínea, que provoca reducción de la sustancia ósea y arteosclerosis. Otro desencadenante del dolor de espalda podría ser tener los dientes y las mandíbulas mal alineados. Las personas que rechinan los dientes, que escuchan una especie de crujidos o chasquidos en la articulación de la mandíbula, que sienten dolor al masticar o que sufren tínitus o cefalea podrían solucionar su dolor de espalda con una visita al dentista. El 60% de las personas con problemas dentales padecen también dolor de espalda.

Si comienzas tu programa contra el dolor de espalda con todas estas recomendaciones, poco a poco pero con constancia, y además consigues tomarte la vida con más ligereza, reducir el estrés y dar prioridad a tu bienestar, entonces tu espalda tendrá menos carga que soportar y disfrutará de un futuro más placentero. ¡Pórtate bien con tu espalda! Ya con algunos sencillos métodos, alcanzarás mucho. ¡Y no les des la espalda a tus buenos propósitos!

...ASIMILAR

- El 90% de todos los dolores de espalda son no específicos y podemos eliminarlos fácilmente con algunos cambios en nuestra actitud y nuestros hábitos de vida.
- «Si llora el alma, sufre la espalda». La espalda carga con las preocupaciones y el estrés.
- Quien está insatisfecho con su trabajo y se enfada frecuentemente con sus compañeros tiene un alto riesgo de padecer dolor de espalda.
- El dolor de espalda es una señal de alarma: revisa urgentemente tu bienestar personal (¿qué quiere decirme este dolor?).
- Debemos aprender a tomarnos las cosas con más ligereza y «dar la espalda» para siempre a muchos problemas.
- El sobrepeso provoca una sobrecarga mayor para la espalda. Un peso inferior a lo normal debilita la espalda. A largo plazo, ambos causan daños crónicos.
- Una mala alineación o desplazamiento de los dientes y las mandíbulas, así como el rechinar y presionar los dientes debido a los nervios, puede provocar dolor de espalda.
- Para cuidar la espalda, hay que plantearse las siguientes cuestiones: ¿me siento y me acuesto correctamente, me muevo suficientemente, sobrecargo mi espalda demasiado, me está ayudando el deporte que practico a desarrollar la musculatura abdominal y de la espalda de un modo adecuado?

- Hacer estiramientos por la mañana es para la espalda el mejor modo de comenzar el día.

- «Lo que te sienta bien, está bien». A la espalda le gusta el cambio: en el trabajo, al hacer deporte, al descansar... No olvides cambiar de postura.

- Breves pausas para un consciente «no hacer nada», son un bálsamo para la espalda.

- Quien se esconde en la cama cuando tiene dolor de espalda no específico, o deja de moverse, hace justo lo menos recomendable.

- Entrenar la espalda significa: escaleras en lugar de ascensor, paseo en vez de sofá, ejercicio físico en lugar de tertulia, salir a tomar el aire fresco.

- Hay que tratar a la espalda como se merece.

La alimentación nos proporciona una espalda fuerte de un modo maravilloso.

Elixires mágicos contra el dolor de espalda

A primera vista, nuestro estado de ánimo, la nutrición y el dolor de espalda no tienen mucho en común. Sin embargo, al estudiar el dolor de espalda se demuestra que el cuerpo, la psique y la alimentación son totalmente inseparables. Todo lo que nos ayuda a tener equilibrio mental y a fortalecer el cuerpo le sienta bien a la espalda. Junto a un par de sabidurías de la vida para cuidar la espalda, con la alimentación adecuada también podemos conseguir una espalda fuerte de un modo casi milagroso.

El abastecerse de importantes vitaminas y minerales es esencial. El zinc y el calcio, en combinación con la vitamina D, favorecen el buen mantenimiento de la sustancia ósea, relajan los músculos y protegen de sufrir osteoporosis. La vitamina K favorece la formación de proteínas en los huesos, mientras que la vitamina A influye en el crecimiento óseo. El magnesio y el potasio estabilizan los huesos y mejoran la resistencia de los nervios y los músculos ante el estrés. La vitamina C apoya la formación de colágeno en los tejidos y fortalece las articulaciones.

Con una mezcla de queso duro (emmental y parmesano), verdura (zanahoria, col, brócoli, espinacas, coles de Bruselas, aguacate y calabaza), frutas especiales (albaricoque, melocotón, espino amarillo, manzana y cítricos), legumbres (lentejas, guisantes, judías), pipas de girasol, nueces y anacardos, cacao, leche, huevos, pescados ricos en omega 3 (salmón y arenque), marisco, hígado y una dosis diaria de luz solar (aprox. 20 minutos), estarás bien servido. Evita abusar del alcohol, pues daña las células óseas, así como consumir demasiadas grasas malas, lo cual dificulta la absorción del calcio en el intestino.

A menudo, el dolor de espalda es síntoma de acidificación del cuerpo, sobre todo en el caso de contracturas y molestias musculares. Los alimentos que producen acidez, como la carne, el pan blanco, la pasta, el vino blanco y el vinagre de vino, pueden alterar el equilibrio. Pero con productos integrales, patatas, verdura, setas y pescado podemos solucionarlo. Algunas hierbas medicinales con probados efectos desacidificantes son la ortiga y el diente de león. Desde fuera, también ayudan con rapidez, gracias a su efecto relajante, elixires mágicos como el bálsamo chino y el alcohol para fricciones. Con frecuencia, también ayuda un baño caliente con un preparado a base de una cucharadita de aceite de tomillo, aceite de lúpulo y dos cucharadas de miel. Asimismo, es beneficioso un ligero masaje, o la reconfortante calidez de los parches de calor o pomadas a base de pimienta cayena, que tienen un efecto favorable para la circulación, al mismo tiempo que relajan los músculos. Otros remedios naturales son la garra del diablo y la corteza de sauce, los cuales se pueden encontrar en forma de extractos, té, pastillas y pomada. De vez en cuando, una infusión de valeriana relaja tanto el alma como los músculos. Si el origen del dolor de espalda es una inflamación, la cúrcuma (como especia en muchos platos) ha demostrado ser efectiva. Y no olvides beber bastante. El abastecimiento de los discos intervertebrales y de las articulaciones solo funciona con mucho líquido. Los estudios científicos demuestran que el dolor de espalda puede ser aliviado aportando al cuerpo suficiente líquido. En el caso de enfermedades degenerativas, y para la regeneración de los huesos, los cartílagos, los tendones, los ligamentos y las articulaciones, el tomar gelatina regularmente tiene un efecto aliviante, protector y preventivo.

Disfruta de la amplia gama de elixires mágicos beneficiosos para la espalda, y pronto también de una espalda sana y relajada.

...PROBAR

- **Lo básico para la espalda:** queso emmental y parmesano, fruta y verdura amarilla y verde, salmón, arenque, marisco, hígado, huevos, leche (si es con cacao, mejor), legumbres y luz solar cada día.
- **Poner la espalda en forma picoteando:** pipas de girasol, anacardos y nueces.
- **Cuidar la espalda:** consumir poco alcohol y pocas grasas malas (como las de la carne de cerdo y las grasas trans de los productos industriales y los fritos).
- **Proteger la espalda de la acidez:** mejor patatas, fruta, verdura, pescado y vinagre de manzana en lugar de pan blanco, pasta, carne y vinagre de vino.
- **Para ganarle la batalla a la acidez:** té de ortiga o de diente de león, así como ensalada de rúcula.
- **Para quitarle la sed a la espalda:** de 1,5 a 2 litros de agua al día. Una buena acción para los discos intervertebrales.
- **Pura relajación:** la infusión de valeriana no solo relaja la espalda.
- **Efecto desde fuera:** el alcohol para fricciones y el bálsamo chino proporcionan alivio.
- **El calor le sienta bien a la espalda:** toma un baño con un preparado a base de aceite de tomillo y de lúpulo con dos cucharadas de miel.
- **Calor para llevárselo puesto:** parches de calor y pomadas con extracto de pimienta cayena.

- **Antiinflamatorio:** la cúrcuma le sienta muy bien a la espalda si los músculos o las articulaciones están inflamados. Condimenta tus platos a menudo con esta especia.

- **Remedios naturales contra el dolor:** la garra del diablo y la corteza de sauce en extracto, pomada o infusión alivian temporalmente.

- **Protección natural:** deshacer gelatina en un zumo o un té frío, o bien disfrutarla en forma de flan de gelatina. Ideal para cualquier edad.

- **Regla general para una espalda sana:** no te pases, no te quedes corto, aliméntate bien, mantente activo, pero no te estreses.

> *Una buena sensación en el estómago
> es algo sencillamente maravilloso.*

6. Estómago e intestino

En realidad deberíamos estar entusiasmados con nuestro estómago e intestino, pues lo que ahí ocurre es un verdadero milagro de la naturaleza. Si no viéramos nuestro sistema digestivo de un modo despectivo y lo descalificáramos como si fuera algo asqueroso, sino que aprendiéramos a apreciarlo y a tratarlo bien, entonces se convertiría en nuestro mejor amigo. Nuestro intestino no solo es responsable de nuestro sistema inmunológico y el equilibrio hormonal, sino además de nuestro estado de ánimo, bienestar y rendimiento, así como de que lleguemos sanos a la vejez. Cada

vez hay más indicios de que el intestino incluso desempeña
—junto a nuestro cerebro— un importante papel en el mundo de los sentimientos. Hasta enfermedades como la depresión, los ataques de pánico, la ansiedad, la halitosis, la migraña y el prematuro envejecimiento de la piel, pero también las alergias y las hemorroides, pueden ser provocadas por nuestro sistema digestivo. Un intestino sano también tiene una gran influencia a la hora de alcanzar un peso corporal idóneo.

Nuestro completo sistema digestivo tiene algo que decir en casi todos los temas relacionados con el estado de nuestro cuerpo. Nos sentimos bien, mal, eufóricos, motivados... Aproximadamente cien millones de neuronas están conectadas en el intestino, casi tantas como en la médula espinal. Ese «cerebro del estómago» influye en nuestro estado de ánimo y nuestra salud mucho más de lo que pensamos. El 90% de toda la información es transmitida del intestino al cerebro. Solo el 10% de la información va desde el cerebro hasta el intestino.

Nuestro intestino es un milagro de la naturaleza cuyos poderes deberíamos utilizar. Porque no hay nada como un estómago sano y un intestino bien cuidado. Si tenemos una buena sensación o *feeling* en el estómago, el mundo está en orden.

Ahora vamos a ver cómo conseguirlo. Después de todo, dos tercios de las mujeres y por lo menos un tercio de los hombres sufren con regularidad problemas digestivos. Como ocurre con todas las molestias corporales, también estas se manifiestan de muy diversas formas. Vamos a concentrarnos en las que se presentan con mucha frecuencia, y a las que nos podemos enfrentar con sencillas y prometedoras medidas, así como con los elixires mágicos adecuados. Casi todos nosotros los conocemos: problemas estomacales como la sensación de hartazgo, o las clásicas molestias digestivas como la flatulencia, la diarrea o el estreñimiento.

Cada vez con más frecuencia, sobre todo en las mujeres, se encuentra también el problema del Síndrome de Colon Irritable. Todas estas molestias tienen algo en común: son un trastorno del proceso digestivo, pero en realidad no son una patología. El cuerpo nos envía señales de que algo no está bien con nuestra alimentación y/o nuestros hábitos de vida. Las enfermedades realmente graves de nuestro aparato digestivo que pueden surgir a largo plazo podrían evitarse en muchos casos enfrentándonos a tiempo a estas molestias aparentemente inofensivas. Suelen aparecer como por arte de magia después de comer, y nos quitan el buen humor. Las personas que sufren flatulencia tienden también a padecer estreñimiento y sensación de hartazgo e hinchazón, por lo que hay que observar estos temas en conjunto. A pesar de que puede parecerlo, los gases no se originan en el estómago, sino en el intestino. De manera simplificada, podríamos explicar el motivo del siguiente modo: el intestino se llena de aire, su agilidad se reduce y se vuelve «holgazán», lo que puede desencadenar estreñimiento. Por supuesto, siempre es posible tratar la flatulencia y el estreñimiento con una terapia médica o con medicamentos, pero en muy pocos casos es realmente necesario. A menudo es posible hacer frente al problema con un ligero cambio de nuestro estilo de vida y nutrición.

En el caso del Síndrome de Colon Irritable, las causas suelen ser —junto a una cierta predisposición— de naturaleza psicológica. Los desencadenantes son: el estrés, los disgustos y las situaciones en las uno se siente sobrecargado. Aquí se corrobora el dicho: «*se me revuelve el estómago*», o «*eso me da dolor de estómago*», a pesar de que las molestias, mirándolo bien, corresponden al intestino. Las personas con Síndrome de Colon Irritable tienen, en primer lugar, un sistema nervioso muy susceptible en el intestino, el cual reacciona con problemas digestivos, con excesiva rapidez, a determinados alimentos. Y en segundo lugar tienen un trastorno en la interactividad entre el sistema nervioso del cerebro y el del intestino. En situaciones de mucha tensión psíquica, podríamos decir que el cerebro transmite el estrés al intestino.

Independientemente de cuáles sean nuestras molestias en el estómago y el intestino, es imprescindible solucionarlas. Ya en el siglo XVI, el genial médico y filósofo Paracelso, dio justo en el clavo al afirmar que: «*la salud y la muerte se encuentran en el intestino*». Con un par de sabidurías de la vida para tener un intestino sano, y los correspondientes elixires mágicos, nos decantamos por la variante positiva: un estómago satisfecho y un intestino sonriente.

> Quien descubre su intestino,
> experimenta algo mágico.

Sabidurías de la vida para el estómago y el intestino

Nuestro sistema digestivo tiene entre 4 y 7 metros de longitud. A grandes rasgos, podemos describirlo así: comienza con el esófago, la «cinta transportadora» por la que los alimentos llegan a nuestro interior. Después viene el estómago, en el cual dichos alimentos son almacenados y «triturados». Seguidamente está el intestino delgado con sus porciones llamadas duodeno, yeyuno e íleon. En el intestino delgado desembocan también el conducto biliar desde el hígado y el páncreas con sus encimas digestivas. Solo el intestino delgado ya mide entre 3 y 5 metros, y tiene —gracias a un sinfín de pliegues— una superficie de hasta 100 m^2 para poder asimilar perfectamente los componentes nutricionales. Después se encuentra el intestino grueso, el cual produce mucosidad para facilitar la defecación. Y en su última porción, el recto, se almacenan las heces, con el fin de que tan solo tengamos que evacuar una vez al día. El músculo del ano, con sus fuertes venas, se encarga de cerrar o abrir, según sea necesario, la salida al exterior del intestino.

De modo que, cuando tomamos alimentos, estos tienen 7 metros de digestión por delante. Un camino muy ajetreado. Es como un gran y largo túnel en el que el tráfico debería funcionar sin problemas. Si dentro del túnel se va la luz, se avería el sistema de ventilación o dejan de funcionar los semáforos, entonces reina el caos. Por ello, en el caso concreto del intestino, es esencial respetar un par de reglas relacionadas sobre todo, pero no solo, con el modo y tipo de nuestra alimentación. Quien escucha con frecuencia a su estómago gruñir, silbar y gorgotear, o siente pinchazos a menudo, debería tener en cuenta que, aparte de la nutrición, también la psique y el estilo de vida influencian nuestro intestino. No solo el comer lo correcto, sino también nuestros pensamientos y nuestra forma de actuar obran verdaderos milagros. Por eso, la primera medida realmente eficiente contra los problemas digestivos consiste en cambiar algunos hábitos.

Si es posible, no deberíamos permanecer sentados más de 4 horas al día. Y si se practica una actividad sedentaria, por lo menos es necesario levantarse y moverse con frecuencia. Con 5 minutos de «ejercicio para el intestino», dos veces al día, ya se puede conseguir mucho. Hay que intentar moverse todo lo que se pueda (por ejemplo, subiendo las escaleras andando en lugar de coger el ascensor), y salir al aire libre de vez en cuando. Respirar hondo, hacer círculos con los brazos o andar unos metros. En el caso de que se trabaje en casa, se pueden interrumpir las horas que pasamos sentados frente al ordenador, dedicándonos también a otras actividades que requieren movimiento, como las tareas domésticas. Lo importante es que lo hagamos en intervalos regulares, es decir, nada de estar sentados todo el día y de pronto hacer 2 horas seguidas de deporte, sino que lo más saludable para mantener activo nuestro intestino es movernos breve pero regularmente.

Para activar el intestino, asimismo es recomendable añadir dos pequeños tentempiés a nuestra dieta diaria, a parte de las tres comidas principales. Así funciona la quema de grasas como una hoguera a la que echamos leña constantemente, y nunca se apaga. La «leña» que hay que echarle será descrita en el siguiente apartado sobre los elixires mágicos.

Los científicos también han averiguado que nuestra digestión no funciona correctamente cuando comemos en grupos grandes, en un ambiente ruidoso, o bien si hacemos otras cosas mientras comemos. Cuanto más nos concentremos en disfrutar de la comida, mejor funcionará nuestra digestión. Además, deberíamos evitar los temas desagradables durante las comidas, pues la psique puede influenciar negativamente nuestra digestión.

Algo estupendo para nuestro bienestar es preparar la comida tranquila y placenteramente, y disfrutar de pequeñas entradas. Ambas cosas aumentan la ilusión del cuerpo por comer, que comienza a prepararse para la digestión. Si «se nos hace la boca agua», literalmente hablando, entonces nuestra digestión está perfectamente «armada» para lo que viene. Nunca se nos ocurriría acelerar un motor a su máxima potencia estando todavía frío; tampoco es bueno hacérselo al estómago. Y otra cosa fundamental: tómate suficiente tiempo para comer, mastica bien los alimentos y habla lo menos posible, pues de lo contrario tragas demasiado aire al comer, lo cual produce flatulencia.

El modo en el que hacemos de vientre es asimismo importante para nuestra salud intestinal. Si nos sentamos erguidos en el váter, el esfínter impide una fácil defecación. Tenemos que apretar más, y sin embargo no conseguimos el resultado deseado. Al contrario, eso puede causar estreñimiento, hemorroides y otros problemas. La solución es sencilla: inclínate en el WC hacia delante, pues eso afloja el esfínter. En algunos países, debido a que tienen un tipo de váter sin taza para sentarse, la posición en cuclillas es usual. Aunque no es muy cómodo que digamos, la verdad es que insano no es.

Si nos percatamos de que los problemas físicos o psíquicos se han apoderado de nuestra vida, deberíamos intentar recuperar el equilibrio, también por el bien de nuestra digestión. Practicar ejercicios relajantes o yoga, así como leer libros amenos y entretenidos, son sencillas actividades que ayudan a encontrar dicho equilibro.

...ASIMILAR

- El estómago y el intestino son mucho más que un sistema digestivo. Millones de neuronas están allí conectadas entre sí.
- Tener una «buena sensación en el estómago» es el requisito esencial para disfrutar de buena salud y una larga vida.
- Muchas enfermedades tienen su origen en el intestino.
- Nuestro estilo de vida es decisivo para la salud del intestino.
- Un poco de ejercicio diario para mantener en forma al intestino, interrumpiendo regularmente el tiempo que pasamos sentados, mantiene nuestro intestino activo y sano.
- Comer un pequeño tentempié varias veces al día es bueno contra un intestino perezoso.
- Al comer hay que tomarse suficiente tiempo, masticar despacio, no distraerse con otras actividades mientras se come, no hablar demasiado y disfrutar con todos los sentidos.
- No deberíamos discutir los problemas cotidianos en la mesa.
- El proceso de la preparación de una buena comida y la alegría previa, así como el comenzar con una pequeña entrada, motiva nuestro intestino.
- Nunca deberíamos sentarnos erguidos en el WC.
- En un cuerpo equilibrado, hay un intestino equilibrado.

> No existen las «supercomidas», pero sí los alimentos
> con efectos prodigiosos.

Elixires mágicos para el estómago y el intestino

Para que nuestro intestino no tenga la posibilidad de quejarse o llenarse de gases, además de cambiar nuestro estilo de vida es imprescindible que cuidemos nuestra alimentación. Antes de recurrir a las pastillas, que, sin duda, alivian rápida y eficazmente las molestias pero no luchan contra las causas, deberíamos tomar el camino más natural con el fin de solucionar el problema a largo plazo.

Las pastillas suelen tener efectos secundarios, los cuales a menudo provocan nuevos problemas digestivos, como diarrea o un desequilibrio de la flora intestinal. Básicamente son las bífidobacterias y los lactobacilos los que mantienen sano nuestro intestino. Los estudios científicos demuestran que gracias a una suficiente cantidad de dichos diminutos ayudantes se puede prevenir el Síndrome de Colon Irritable, el estreñimiento y la flatulencia, ya que crean las condiciones necesarias para tener un intestino sano y flexible. Reducen los valores del pH, posibilitan la asimilación de las vitaminas, los minerales y de determinadas hormonas, luchan contra los gérmenes patógenos causantes de enfermedades, ayudan a deshacer los restos de la alimentación e incluso pueden reparar una pared intestinal dañada. Una pared intestinal perjudicada, o dicho de un modo figurativo, «llena de agujeros», facilita a los gérmenes patógenos y a los agentes contaminantes su filtración en el intestino. Las bífidobacterias pueden colocarse sobre las partes dañadas del intestino como una película, y cerrar de ese modo las zonas permeables.

Pero esas saludables cepas bacterianas son capaces de mucho más: a través de la incorporación de las mismas en la alimentación de unos temerosos ratones de laboratorio, unos investigadores canadienses consiguieron convertirlos en atrevidos animalitos. De un modo indirecto pueden incluso aliviar el estrés, el miedo, los nervios, el dolor de cabeza, así como bajar el nivel de colesterol y mejorar el estado de ánimo. Actualmente, la ciencia está investigando si a partir de esos resultados se podría desarrollar una terapia de microorganismos.

Sin embargo, las bacterias intestinales solo despliegan su efecto plenamente si se toman con regularidad y en altas cantidades. Eso podemos conseguirlo sobre todo con alimentos probióticos, que contienen esos microorganismos con sus efectos beneficiosos para la salud. Hoy día hay numerosos alimentos probióticos a nuestra disposición. Además de los alimentos fermentados naturalmente, como por ejemplo el yogur, el kéfir (producto lácteo fermentado), el chucrut, la kombucha (hongo de té) y el «brottrunk» (una bebida probiótica de pan fermentado que aporta al intestino las saludables bacterias lácteas *lactobacillus reuteri*), hay muchos productos enriquecidos con bífidobacterias.

Para que estas bacterias se sientan a gusto en nuestro cuerpo, tenemos que darles el alimento adecuado: los nutrientes que más les gustan son los llamados prebióticos. Los prebióticos (por favor, no los confundas con los anteriormente citados probióticos) son, dicho de un modo sencillo, componentes alimenticios indigeribles que favorecen el crecimiento y la actividad de las bacterias intestinales. Se encuentran, por ejemplo, en el centeno, el trigo, la avena, los plátanos, las alcachofas, las endivias y la raíz de escorzonera.

Pero la naturaleza ofrece mucho más que bífidobacterias y alimentos probióticos. También las especias y las plantas medicinales tienen un efecto prodigioso y proporcionan un rápido alivio a muchos problemas digestivos. El comino (en forma de condimento o aceite) y el anís son armas infalibles contra la flatulencia. Los aceites esenciales que contienen reducen la tensión superficial de las burbujas de aire en el intestino. Las burbujas de gas se desintegran y pueden ser reabsorbidas a través del torrente sanguíneo, y de ese modo son eliminadas de un modo natural. También el cilantro, la canela y el jengibre favorecen la salud de nuestro intestino. El té de regaliz y de hinojo son asimismo muy recomendables. Otra recomendación especial es la raíz de la genciana amarilla, procedente de las zonas montañosas centroeuropeas. Una infusión de esta hierba estimula la digestión y elimina los gases y la sensación de hartazgo.

Después de haber conseguido una buena base gracias a las beneficiosas bacterias y las hierbas, vamos a hablar de la fibra alimentaria. Para que el intestino esté ocupado y ni se le ocurra volverse perezoso, tenemos de darle suficiente fibra. No obstante, es aconsejable emprender los cambios en las costumbres alimentarias de un modo cauteloso. Tómate tu tiempo, para que el intestino pueda acostumbrarse poco a poco a su nueva tarea. De lo contrario, podría rebelarse, y esa no es nuestra meta en absoluto. Un alimento bien digerible y que, por lo tanto, es idóneo para empezar es el pan integral. Especialmente sano es el pan *pumpernickel*. Este oscuro pan elaborado con centeno poco molido, harina de centeno y masa madre no solo se mantiene fresco mucho tiempo, sino que además es muy beneficioso para el intestino, gracias a su alto contenido en fibra alimenticia y sustancias torrefactas (al ser tostado el centeno). Cien gramos de *pumpernickel* cubren el 30% de la cantidad diaria aconsejable de fibra. Este pan casi no tiene grasas y contiene proteínas de alta calidad. Su denominación en latín era *bonum panum*, es decir, pan bueno. Y un cambio importante que deberíamos introducir en nuestras costumbres alimentarias, es sustituir a menudo el arroz, la pasta y los cereales «normales» por su variante integral.

Por supuesto, la verdura también es buena para gozar de un intestino sano y activo, excepto las clases que producen flato, como la col, el puerro, la cebolla, y la verdura cruda. La fruta seca —especialmente los higos, la piña, la papaya, la manzana y las ciruelas— es, en pequeñas cantidades, un tentempié muy saludable para picar entre horas. El disfrutar de los plátanos y las manzanas, tanto frescos como en zumo o puré, fortalece el sistema digestivo, gracias a su pectina. Las semillas de lino y el salvado de trigo o avena (que debería ser tomado con suficiente líquido) son asimismo excelentes proveedores de fibra. Para una alimentación rica en fibra también son buenas las legumbres, las almendras y las nueces de macadamia. Todos estos alimentos son un verdadero «limpiador del intestino» que hace aumentar la cantidad de bacterias saludables y propicia un balance positivo de microorganismos, lo cual mantiene nuestro intestino y nuestro cuerpo en forma, y comprobaremos cuánta razón tiene el antiguo refrán inglés: «*one apple a day, keeps the doctor away*»[3].

Ya los antiguos egipcios, griegos y romanos valoraban mucho las olivas. Fomentan una buena digestión, alivian la flatulencia y las inflamaciones intestinales, ayudan contra el estreñimiento y bajan el colesterol malo LDL. Además, promueven el transporte del líquido biliar, y de ese modo pueden prevenir las piedras en la vesícula. El resto de los efectos positivos de las aceitunas en su forma líquida (aceite de oliva) lo trataremos más adelante.

Con cuatro pequeñas porciones de los alimentos mencionados cubrirás de un modo placentero la cantidad diaria recomendada de fibra alimenticia (30 gramos). Más no es necesario para una buena digestión a largo plazo. Pero si tu cuerpo reacciona alérgicamente a alguno de esos productos, entonces deja de consumirlo e intenta sustituirlo por algún otro que te siente bien. Y una buena noticia: muchas alergias alimentarias pueden desaparecer por sí solas conforme el intestino va ganando salud.

Por último, un consejo que deberías tener en cuenta. Quien quiere aumentar la salud de su intestino tiene que beber suficiente agua de alta calidad. Bebe entre 1 y 2 litros repartidos a lo largo de todo el día. Ten siempre agua a mano, y bebe un vasito de vez en cuando, incluso si no tienes sed, pues cuando sientes sed, tu cuerpo ya está sufriendo falta de agua. Intenta evitar el agua del grifo si está esterilizada con cloro, ya que el agua que ha sido completamente esterilizada

---

3. Una manzana cada día, de médico te ahorraría.

también esteriliza nuestro aparato digestivo, eliminando las bacterias beneficiosas.

Ahora ya nada debería impedirte disfrutar de una buena digestión. Prepara una selección de los elixires mágicos indicados, pruébalos y descubre cuáles te sientan mejor. Déjate llevar por tu estómago.

 ...PROBAR

- **Refrescos probióticos:** kombucha, brottrunk, zumo de manzana y zumo de chucrut. Para acompañar las comidas o entre horas.
- **Flora intestinal sana:** kéfir, la bebida de quienes quieren alcanzar 100 años.
- **Ayuda diaria:** yogur o productos enriquecidos con bífidobacterias.
- **El alimento de las bacterias buenas:** salvado de trigo o avena, centeno, plátanos, alcachofas (frescas o en bote), endivias y raíz de escorzonera.
- **Guarnición rica en fibra:** pasta, arroz y cereales integrales, así como legumbres.
- **Sabroso «activador del intestino»:** pan pumpernickel. Cada rebanada pone tu intestino en forma.
- **Frutas sanas:** higos, piña, papaya, ciruelas y manzana. En forma de fruta seca podrás conservarlo fácilmente y tenerlo siempre a mano. Una delicia con el sello de calidad «saludable para el intestino».

- **Un tentempié para el intestino:** almendras y nueces de macadamia.

- **Pequeña, redonda y saludable:** las aceitunas, no importa qué tipo, son un buen acompañante con las comidas, para evitar el estreñimiento y la flatulencia.

- **Relajada digestión:** hinojo, regaliz y raíz de genciana amarilla. Una infusión de estas hierbas te sentará bien a cualquier hora del día.

- **Aceite antigases:** aceite de comino para enriquecer casi todos los platos y ensaladas. ¡Pruébalo!

- **Especias para un intestino activo:** comino, anís, cilantro y canela. ¡Que no falten en tu dieta!

No es un milagro que haya gente sin alergia.

7. Alergias

Increíble pero cierto: en los últimos 20 años se ha duplicado la cantidad de personas con alergias en Europa. Y la cifra continúa aumentando. Las alergias se manifiestan de múltiples maneras, desde ligeras irritaciones de la piel, pasando por intensos picores, hasta síntomas que pueden poner la vida en peligro. De pronto desarrollamos alergias contra muchas cosas de la naturaleza y de nuestra nutrición diaria, que han sido normales a lo largo de miles de años. Eso debería hacernos reflexionar.

El acentuado aumento de las personas afectadas por esta enfermedad se debe a numerosos motivos. Uno de ellos es la mejora o, mejor dicho, la exageración de la higiene en nuestra limpia sociedad. Nuestro entorno ha de ser lo más estéril posible, libre de bacterias, reluciente y no solo higiénico, sino clínicamente pulcro. Para cada rincón tenemos el producto adecuado, pequeñas bombas de química de lo más eficientes. Los microorganismos y las partículas de suciedad casi no tienen una posibilidad de llegar a rozarnos. Así que, a nuestro sistema inmunológico no le queda mucho trabajo y se hace perezoso, igual que un intestino que carece de fibra alimentaria (como hemos visto en el capítulo anterior).

En este contexto, existen numerosos estudios científicos que revelan que el riesgo de sufrir una alergia es mucho mayor en los habitantes de las ciudades que en la población rural. En los pueblos —ya de niños— estamos en contacto directo con la verdadera naturaleza. La convivencia con las bacterias, los hongos y muchas más clases de microorganismos, el aire fresco, los cambios de temperatura, pero también la cercanía a los animales y el inevitable polvo doméstico tienen un efecto fortalecedor del sistema inmunitario y, más importante todavía, lo mantienen activo.

Otras razones del vertiginoso aumento de las alergias son la creciente contaminación ambiental, el ascendente consumo de medicamentos, las nuevas sustancias químicas, que nuestro cuerpo no conoce, el estrés y una nutrición nada equilibrada en la que predominan cada vez más los productos industriales.

A menudo las alergias también tienen causas psicológicas. Si, por ejemplo, escuchamos constantemente en la publicidad que deberíamos comer sin gluten, o si al consumir determinados alimentos siempre tenemos la sensación de que nos harán engordar o nos perjudicarán, entonces nuestra psique —con la autodefensa como finalidad— puede desarrollar una alergia contra ciertos productos. Posiblemente, por miedos infundados nos convertimos a nosotros mismos en alérgicos. Y allá donde se puede ganar dinero, aparece la industria. Es increíble que algunos productores de alimentos hoy día incluso intenten que los niños sanos consuman productos totalmente libres de sustancias alergénicas, los cuales anuncian en la publicidad como algo bueno para la prevención de alergias. Bajo estas circunstancias, es difícil que se desarrolle un sistema inmunológico intacto. Quizás de ese modo se aseguran la clientela del mañana.

En el caso de que nuestro cuerpo muestre reacciones alérgicas, la medicina ha desarrollado numerosos métodos para averiguar los supuestos desencadenantes, ya sean alimentos, polen, sustancias tóxicas, etc. Sin lugar a dudas, eso es importante. Pero, lamentablemente, a eso sigue la recomendación estándar de que evitemos dichas sustancias y tomemos un par de medicamentos. Sin embargo, si hay personas a las que todas esas sustancias no les afectan negativamente, sería razonable plantearnos por qué nosotros no pertenecemos a ese grupo. Quizás exista la posibilidad de librarnos fácilmente de la alergia y poder llevar una vida normal. Con medicamentos y evitando los alérgenos solo combatimos los síntomas, pero no solucionamos el problema a largo plazo.

Por regla general se puede afirmar que las alergias son provocadas por la irritación o por una conducta errónea de nuestro sistema inmunitario. Esto puede ocurrir, en muchos casos, debido a que nuestro sistema inmunológico no ha aprendido a luchar contra sus enemigos naturales, por miedos exagerados, por vivir en un entorno excesivamente aséptico y por las «modernas» costumbres alimentarias. Antiguamente, en nuestra infancia, solíamos jugar en la calle o en el campo. Los fines de semana hacíamos barbacoa al aire libre, y a nuestros padres no les daba un ataque si nos veían comer con las manos sucias. Los niños de hoy en día pueden simular todas esas experiencias en el ordenador o en el *smartphone*, ya que muchos son alérgicos al pelo de los animales, al polvo, al polen… Actualmente, uno de cada tres menores sufre alergias. Criarse «entre algodones», excesivamente protegidos, no es nada bueno para nuestro sistema inmunológico, ya que, en pocas palabras, «lo anquilosamos». Y esta falta de actividad puede provocar que se revele y luche contra sustancias que en realidad son inofensivas. Si a esto se añaden miedos, estrés y sustancias tóxicas, entonces surge un perfecto caos.

Todas las alergias, independientemente de si se manifiestan en forma de eczemas, neurodermitis, asma, insuficiencia respiratoria y hasta un gran shock circulatorio tienen algo en común: los mecanismos de defensa del cuerpo están desequilibrados. El sistema inmunológico se vuelve loco, y el cuerpo agresivo contra sí mismo.

Sin duda, en primer lugar tenemos que tratar los síntomas y averiguar qué sustancias nos provocan reacciones alérgicas. Pero justo después, paralelamente a una terapia médica, es imprescindible concentrarnos en aplicar las medidas adecuadas para recuperar el equilibrio perdido. Las alergias no son cosa del destino, y no deberíamos confiar única y ciegamente en los tratamientos de la medicina clásica, ya que, aparte de una mejora temporal —lamentablemente acompañada de algunos efectos secundarios—, con ello no adelantamos mucho. Para conseguir una cura a largo plazo, tú mismo puedes hacer mucho más por ti que todos los antihistamínicos. La meta es, en definitiva, restaurar la normalidad en nuestro sistema inmunológico. Este proceso lo denomino «adaptación inmunitaria», es decir, la adaptación paulatina a la normalidad.

Con el fin de que el sistema inmunológico pase de ser nuestro enemigo a ser nuestro aliado, hay que cumplir dos condiciones determinantes: la actitud correcta, respaldada por una adecuada alimentación. Y así conseguiremos que sean nuestras alergias, y no nosotros, quienes se queden sin aliento. Nuestra psique y su aliado (el sistema inmunológico) solucionarán el problema con sus propias fuerzas.

> *Se puede esperar un milagro,*
> *o realizar pequeños milagros.*

Sabidurías contra las alergias

Las alergias no tienen por qué ser nuestro destino de por vida. Ya algunos cambios en nuestro estilo de vida y nuestra actitud personal pueden surtir un efecto asombroso. A menudo nuestro estado de ánimo contribuye a la aparición de alergias, o a su intensificación. El estrés, por ejemplo, puede provocar una acidificación excesiva del cuerpo, al alterar el equilibrio de ácidos y bases, lo cual podría hacer que las reacciones alérgicas fuesen más graves. Así que el primer paso para aliviar las alergias es reducir el estrés. Si conseguimos evitar el estrés o, en épocas estresantes, calmarnos mediante métodos de relajación, estaremos aportando mucho para normalizar un sistema inmunológico agresivo. A nuestra disposición hay numerosas posibilidades: además de reducir las actividades estresantes, ayudan sobre todo los paseos, escuchar música, agradables conversaciones con amigos y conocidos, así como practicar yoga o meditación. También el ejercicio físico moderado proporciona serenidad, si bien las personas alérgicas no deben exagerar con el deporte, ya que un excesivo esfuerzo físico también produce hiperacidez, lo cual solo nos perjudica.

Para que nuestro sistema inmunológico vuelva a activarse correctamente y no se dedique a gastar sus fuerzas luchando contra elementos inofensivos, es recomendable una suave estimulación. Hecho del modo adecuado y con cuidado, es un paso más hacia la «adaptación inmunitaria». Es aconsejable, por ejemplo, darse una ducha escocesa diaria, es decir, alternando agua fría y caliente. Y, si es posible, de vez en cuando darse baños de agua fría en los brazos en el lavabo, o bien baños en la cara y en los pies con agua fría y caliente alternativamente. En invierno, la sauna es un buen método para activar el sistema inmunológico. Pero no olvides darte una ducha con agua fría después de la sauna.

Y para todas estas recomendaciones sirve la siguiente regla: nada de exageraciones; tu bienestar está por encima de todo.

Ten en cuenta también que has de dormir lo suficiente. La privación constante del sueño debilita el sistema inmunológico y puede favorecer la aparición de alergias. Con el fin de no confundir más a tu sistema inmunológico en esta fase de la estabilización, también es importante reducir el contacto con sustancias contaminantes. Elige con cuidado tu alimentación, tu ropa, los muebles de tu casa y los productos de limpieza que utilizas. Si tienes alergia deberías evitar en la medida de lo posible los ambientadores, así como los productos de limpieza y desinfectantes agresivos. Asimismo, es bueno fijarse en las sustancias químicas que contienen los productos de aseo personal y de cosmética. Sé escéptico si la cantidad de sustancias químicas es mucho mayor que la de ingredientes naturales para el cuidado de la piel.

...ASIMILAR

- Las alergias a menudo no son cosa del destino, sino que nos las provocamos nosotros mismos.
- También el miedo infundado a determinadas sustancias y alimentos pueden inducir al cuerpo a desarrollar reacciones alérgicas.
- Para prevenir y evitar alergias no deberíamos criar a nuestros hijos «entre algodones».
- Un programa antialergia consiste en: medidas para reducir el estrés, dormir bien y la «adaptación inmunitaria». Para ello es apropiado realizar técnicas de relajación, deporte moderado, y la activación directa del sistema inmunológico.

- El proceso de curación de las alergias comienza en la mente. Cada uno debería cuestionarse el posible origen de sus alergias.

- Los alérgicos deben evitar todos los extremos: nada de deporte extremo y nada de presión, es decir, nada de estrés físico o psicológico. El mejor camino es la moderación.

- No debemos permitir que nuestro sistema inmunológico luche contra los «enemigos equivocados».

- En la medida de lo posible debemos evitar una sobrecarga innecesaria de sustancias químicas, productos de limpieza, cosmética o agentes nocivos en la alimentación.

> *La mente y el intestino, un equipo prodigioso contra las alergias.*

Elixires mágicos contra las alergias

Cuando las sabidurías de la vida y la alimentación se unen, entonces tenemos la solución para casi todos los problemas humanos. Referente a las alergias, esta relación existe de un modo muy evidente, ya que, aparte de nuestro cerebro, es nuestro intestino quien influye en un 80% en la estabilización, la regulación y el desarrollo del sistema inmunitario. Solo si este funciona correctamente, podemos estar libres de alergias. Si la mucosa intestinal no está totalmente sana, está dañada o inflamada, de lo cual no solemos percatarnos, entonces se hace permeable y los agentes nocivos pueden llegar a nuestro cuerpo desde el intestino, o viceversa, sin ser filtrados. Nuestro sistema inmunológico reacciona con pánico, y el resultado son las alergias. Además de pequeños cambios en tus hábitos de vida, la alimentación adecuada es el segundo pilar fundamental en la terapia contra las alergias. En este punto se demuestra la importancia de haber tratado ya el tema de la salud intestinal en el capítulo anterior, pues todas las medidas allí recomendadas nos resultan ahora muy útiles.

Adicionalmente, hay consejos nutricionales especiales y elixires mágicos que vamos a conocer a continuación. En primer plano, por supuesto, es importante evitar los alimentos que nos producen alergia. La ingesta de determinados medicamentos que perjudican nuestra flora intestinal, como por ejemplo los antibióticos, debería ser reducida a lo estrictamente necesario. Para que nuestro sistema inmunológico recupere el equilibrio y pueda concentrarse en sus verdaderos enemigos, al principio de la «adaptación inmunitaria» es aconsejable desintoxicar nuestro cuerpo. Tanto si se han acumulado toxinas, metales pesados u otras sustancias nocivas, con un par de simples medidas podemos ayudar a nuestro cuerpo a desecharlas. También nuestro hígado y nuestros riñones nos lo agradecerán.

Existen dos clases de algas conocidas por su efecto depurador: la chlorella y la espirulina. Pueden absorber sustancias tóxicas en grandes cantidades, y se ocupan de que sean desechadas a través del intestino. En estudios científicos se ha observado que el consumo de estas algas alivia ostensiblemente los síntomas de la alergia al polen, por ejemplo. Igualmente purificadora es la verde sustancia que contiene la verdura, llamada clorofila. Se encuentra en cantidades suficientes en el brócoli y la verdura de hojas verdes, como los canónigos, las espinacas y las acelgas. Las sustancias amargas que contienen depuran también el hígado, y así este puede ayudarnos mejor en el proceso de limpieza interna del cuerpo. Durante un tratamiento de purificación del cuerpo, hay que beber por lo menos 12 vasos de agua al día.

Si te gustan los zumos, prepárate de vez en cuando un *smoothie* (batido de frutas o verduras) verde. Referente a las hierbas aromáticas, son sobre todo la ortiga, el diente de león y el cilantro las que favorecen la eliminación de toxinas. Una especia ideal para la depuración es la cúrcuma, en estado puro o como componente del curry. Es uno de los alimentos más eficaces para el tema que nos ocupa. Si además le añades pimienta negra, la biodisponibilidad (velocidad y cantidad de asimilación) de la curcumina (la sustancia esencial de la cúrcuma) aumenta 1.000 veces.

También las almendras, las avellanas, las semillas de girasol y el sésamo hacen una buena labor purificadora, siempre y cuando no seas alérgico a los frutos secos, claro. Libran el cuerpo de contaminantes medioambientales, restos de medicamentos y toxinas metabólicas residuales. Y además tienen el poder de regenerar nuestro aparato digestivo. Se activan procesos metabólicos, se depuran los órganos y los tejidos conjuntivos y se fortalece el sistema inmunológico. Así que, si disfrutas picando frutos secos de vez en cuando, podrías experimentar un verdadero milagro.

Un elixir mágico bastante desconocido, sobre todo en casos de picor, dermatitis, asma y bronquitis, es una seta llamada reishi, que podemos encontrar en polvo. En China la llaman «*la seta de la vida eterna*». En el libro sobre medicina china con más de 2.000 años titulado *Shen Long Ben Tsao*, el polvo de este hongo aparece entre las especias más valiosas. Sus beneficiosos efectos se basan en su alto contenido de triterpenos, sustancia que funciona de un modo similar a la cortisona, al reducir la producción de histaminas, responsables de la hinchazón, las rojeces y muchos otros síntomas de la alergia. El reishi tiene también efectos regeneradores y purificadores para el hígado. Y en la medicina tradicional china, el reishi suele usarse asimismo para «calmar el espíritu», contra el estrés, la tensión alta y el insomnio. En Japón, gracias a sus propiedades inmunomoduladoras, incluso está autorizado como medicamento anticancerígeno.

Una vida sin alergias es alcanzable para muchos de nosotros. Con la actitud adecuada conseguimos que nuestro sistema inmunológico no vaya por el mal camino. La limpieza interna del cuerpo elimina los residuos y evita que se extiendan por él nuevas sustancias peligrosas, mientras que un intestino sano favorece el equilibro natural, necesario para disfrutar de una vida sin alergias.

 **...PROBAR**

- **Fuerza purificadora del mar:** las algas chlorella y espirulina son muy beneficiosas para depurar nuestro cuerpo. Para que hagan el deseado efecto hay que tomarlas entre 6 y 12 semanas.

- **Energía verde contra las alergias:** Los *smoothies* a base de verdura de hoja verde se pueden comprar ya listos embotellados. Para hacerlos en casa, se necesita: 200 ml. de agua, 150 gr. de verdura de hoja verde (espinacas, brócoli, acelgas...) y un poco de zumo de naranja, fresa, piña, plátano o mango, según gustos. ¡A la licuadora y listo!

- **Infusión verde de hierbas:** una mezcla de ortiga y diente de león. Es un poco amargo, pero sienta muy bien.

- **La mezcla consigue el efecto:** la cúrcuma y la pimienta negra mezcladas son un condimento realmente eficaz contra la alergia.

- **Tu personal mezcla de frutos secos:** las almendras, avellanas y semillas de girasol juntas son un verdadero elixir mágico (para todos aquellos que pueden comer frutos secos).

- **Probado desde hace 2.000 años:** la seta reishi, disponible en la mayoría de los países como extracto seco, es un extraordinario elixir mágico, y no solo contra las alergias.

> *Es una sensación maravillosa superar una depresión con tus propias fuerzas.*

8. Depresión

Seguro que cada uno de nosotros se ha sentido deprimido alguna vez. Atravesar alguna fase desagradable en nuestra vida es muy normal y nada inquietante. Siempre habrá momentos en los que no estemos de buen talante. Son estados de ánimo depresivos, provocados por sentimientos como la preocupación, el duelo, la decepción, la rabia, el miedo o el dolor psíquico. Pero estos estados mentales a menudo tienen efectos secundarios positivos, ya que nos ayudan a superar una situación difícil, o nos protegen, en el caso del miedo, de comportarnos de un modo demasiado arriesgado, al aumentar nuestra atención. Las lágrimas, la tristeza y los ataques de rabia tienen su razón de ser y son incluso importantes para alcanzar la felicidad a largo plazo. Por regla general, podemos superar esas sensaciones con nuestras propias fuerzas. Y después tenemos más brío y energía para lo que nos depare la vida; estamos mejor preparados para los futuros problemas.

En el caso de una verdadera depresión, la cosa es muy distinta: no solo aparecen los estados de ánimo ya señalados, sino que además uno se encierra en sí mismo, tanto física como psíquicamente. Se pierde tanto la energía para llevar a cabo cualquier actividad, como las ganas de estar en compañía de otras personas. Uno se siente culpable y decepcionado, se aparta de la vida, y se enclaustra en su casa. Pero, en verdad, se anhela en silencio que alguien allá fuera perciba tu profundo dolor y te tienda una mano amiga. Debilitado y agotado física y mentalmente, uno no puede concentrarse en nada. Incluso las noches se convierten en una tortura, ya que, de tanto cavilar sobre los problemas, uno no logra conciliar el sueño. El miedo y los pensamientos negativos nos dominan. Ya al levantarse se siente uno cansado y hecho polvo. Y como ya de buena mañana te falta la energía y puedes rendir menos, también baja tu autoestima. Con frecuencia, las personas deprimidas además se castigan a sí mismas. La anorexia es un claro y muy extendido ejemplo de ello. A menudo, la gente depresiva practica deporte en exceso, hasta llegar a la extenuación, pues solo de ese modo son capaces de soportar su depresión.

Motivos para caer en una depresión hay muchos: la injusticia, la pérdida de un ser querido, una separación, una fuerte frustración, una situación social o económica insostenible, una gran discrepancia entre lo que se tiene y lo que se desea, una grave enfermedad, la falta de perspectiva a primera vista… El tema de la depresión es muy complejo. Y hay que enfrentarse a él con determinación. Al parecer, la medicina convencional ha encontrado su solución: medicamentos y más medicamentos. Simplemente, se deshacen de los desagradables síntomas con psicofármacos. Lo cual puede ser eficaz a corto plazo, y a veces, sin duda, necesario. Sin embargo, este modo de calmar al paciente no da resultados convincentes a largo plazo, excepto en los bolsillos de la industria farmacéutica. Las ventas de antidepresivos han crecido de forma exponencial. No es de extrañar, si tenemos en cuenta que —según las estadísticas actuales— una de cada diez personas en el mundo sufre depresión o ansiedad.

Mirándolo bien, una depresión no es más que un modo negativo de verse a sí mismo, a los demás o al mundo en el que vivimos. Nos sentimos víctimas e impotentes ante lo que nos ocurre. Pero eso podríamos cambiarlo observándonos a nosotros y al mundo con otros ojos. Eso suena muy simple, pero no lo es. Todo aquel que sufre una depresión conoce bien los típicos dichos como: «míralo desde el lado positivo», «no es para tanto», «ánimo, todo saldrá bien» y un largo etcétera. Le sonríes a tu consejero cortésmente, dejas de hablar sobre el tema, ocultas tus verdaderos sentimientos y, tan pronto como llegas a casa, la depresión vuelve a apoderarse de ti.

Por ello, quisiera ofrecer aquí a todas las personas afectadas algunas herramientas que les ayuden a salir definitivamente de ese terrible estado de ánimo. Debido a que las depresiones solo tienen lugar en nuestra mente, es decir, en nuestra psique, son sobre todo las sabidurías de la vida las que en este caso nos ayudarán a escapar de ese callejón sin salida. Y si las combinamos con un par de elixires mágicos, que han demostrado ser muy útiles en este tema, entonces tenemos grandes posibilidades de superar la depresión sin medicamentos fuertes.

> *Incluso las medidas más simples pueden surtir efectos mágicamente liberadores.*

Sabidurías de la vida contra la depresión

Para empezar, es esencial saber que una depresión no es una enfermedad incurable. Cada uno de nosotros puede salir de ella. Quizás ayude pensar en ejemplos de personajes famosos. El pintor Vincent van Gogh, los compositores W.A. Mozart, Ludwig van Beethoven y Gustav Mahler (quien incluso fue tratado por Sigmund Freud), pero también políticos como Willy Brandt o el revolucionario Che Guevara. Todos ellos pasaron por una dura fase depresiva, tras la cual realizaron grandes cosas en su vida. La depresión es algo bastante común, y para nada algo de lo que uno deba avergonzarse. Así que habla abiertamente con las personas de tu confianza sobre tus sentimientos. El amor o la amistad de los seres que solo te desean lo mejor puede ser, en muchos casos, una milagrosa medicina contra la depresión. Si lo permites, dichas personas podrían ayudarte a ver la vida desde una nueva perspectiva, e incluso contagiarte su alegría de vivir. En el caso de que en estos momentos de tu vida no haya gente en quien confíes plenamente, que pueda ayudarte, o las personas que te rodean se sientan sobrepasadas por la situación, entonces hay otros caminos para encontrar ayuda externa. En ese caso, no dudes en acudir a un buen psicólogo, pues podría ayudarte a ver los problemas con otro prisma. Si te das cuenta de que no lo consigues tú solo, entonces, coge ese camino. Y no esperes demasiado tiempo, pues no existe ninguna razón por la cual no puedas aceptar la ayuda de los demás. Por cierto, también muchos libros, especialmente de autores que han superado ellos mismos una fase depresiva, pueden darte consejos muy valiosos si estás atravesando una mala época.

Como en muchas cosas de la vida, el primer paso es el más importante al curar una depresión, para iniciar una cadena de acontecimientos positivos. Para comenzar, hay que tener algo claro: la depresión no tiene nada que ver con la pereza ni hay que sentirse como un fracasado si se sufre una depresión. Los reproches y los sentimientos de culpabilidad están totalmente fuera de lugar. No deberíamos castigarnos; al contrario, tenemos que darlo todo para recuperarnos lo antes posible. Con esta actitud le quitamos el poder a la depresión firme y consecuentemente. Tanto si lo que tienes es una verdadera depresión, como si simplemente estás pasando una mala racha y te sientes algo decaído, además de hablar con buenos amigos, o un psicólogo si lo consideras apropiado, te recomiendo hacer uso de todas las herramientas que se describen a continuación. Así volverás a hacer funcionar tu «vehículo defectuoso», pues, al fin y al cabo, te espera un largo viaje.

Comencemos haciendo un pequeño plan para cada día, con actividades que podamos realizar a pesar de la depresión, por muy difícil que nos parezca. Pues, si nos quedamos en la cama o en el sofá con todo el tiempo del mundo para calentarnos la cabeza, solo conseguiremos empeorar nuestro estado de ánimo. De modo que, cada tarde, cogemos una hoja de papel y escribimos cómo queremos pasar el día siguiente. Un par de sugerencias para hacerlo: empieza el nuevo día con un breve «programa de buenos días» en el cuarto de baño. Una agradable ducha con el gel que tenga tu aroma preferido. Después dedicas los cuidados necesarios a tu cuerpo, con el fin de que te sientas a gusto en tu propia piel todo el día. Tómate unos 20 minutos para el aseo personal, y sentirás el positivo efecto durante muchas horas. Luego disfrutas de un buen desayuno, incluso si para ello tienes que levantarte unos minutos antes. Nada de un café rápido por el camino. Está científicamente probado que las personas que desayunan con tiempo y placer, sobre todo en épocas difíciles, tienen más resistencia y equilibrio, además de mejor humor.

Aprovecha los días en que no tienes que trabajar, o tu tiempo libre después del trabajo, para hacer un paseo o alguna agradable actividad de ocio, independientemente del tiempo que haga. Por lo menos hay que salir una vez al día a tomar aire fresco. Siente la naturaleza, el calor, el frío, la lluvia y el viento. Haz una visita a tus amigos Don Campo o Doña Playa. Los científicos de una universidad inglesa han averiguado que el 75% de los seres humanos que hacen un paseo por un bosque o un prado, independientemente de las condiciones meteorológicas, después tienen mejor humor y se sienten más felices. Esa actividad nos distrae de los pensamientos negativos. El estudio demuestra también que, por el contrario, las personas que hacen un paseo por un centro comercial cubierto, luego se sienten más tensas de lo que estaban antes.

Búscate un divertido hobby, que te ayude a disfrutar del presente. Practica algún deporte ligero, como gimnasia, *footing*, senderismo o natación. Mejor todavía son las actividades en grupo, como el yoga, bailar y los juegos de pelota. Según muchos expertos, todo esto es igual de beneficioso que un antidepresivo. Toma como referentes personas normales, nunca profesionales o deportistas de élite.

Crea tu propia atmósfera de bienestar. Lleva ropa cómoda siempre que sea posible. Decora tu vivienda con objetos que te hagan feliz, o que te traigan buenos recuerdos. Los pequeños regalos, *souvenirs* o fotos son perfectos. Escucha agradable música clásica. Gracias a estudios científicos se sabe que 30 minutos de música clásica —sobre todo de Beethoven, Mozart y Vivaldi— tienen un efecto tan relajante y tranquilizante como 10 gramos de válium, ya que bajan las pulsaciones, la tensión, la frecuencia respiratoria e incluso la ansiedad.

De vez en cuando, búscate a ti mismo de un modo consciente y concentrado. Existe un tipo de meditación con el cual puedes conseguir un absoluto estado de relax, sin salir de casa. Ya de 5 a 10 minutos te proporcionarán nueva energía y fuerza interior. Para practicarlo, siéntate con las piernas cruzadas en el suelo o, como alternativa, ponte cómodo en el sofá o en una silla confortable (con ambos pies en el suelo). Colócate erguido y pon las manos sobre las rodillas. Junta los dedos índice y los pulgares de ambas manos, en forma de círculo. Ten en cuenta que has de sentirte a gusto y no ha de molestarte nada en esa posición. Que nada te apriete o te haga daño. Respira profunda y calmadamente. Cierra los ojos e imagínate un lugar en el que te gustaría estar. Una bonita playa, un prado, una montaña, un lago, un agradable restaurante, rodeado de personas simpáticas... Disfruta de la maravillosa sensación de escaparte de la rutina durante un instante. Cuanto más a menudo lo hagas, con más frecuencia sentirás el poder liberador de este tipo de meditación, ya que recuperarás las ganas de vivir en realidad los bellos momentos que te imaginas.

Aplicando todas estas medidas, pronto sentirás los primeros momentos felices. Escribir un diario de la felicidad es también muy beneficioso. Escribe en él todas las cosas que te han hecho especialmente feliz y orgulloso de ti mismo, así como las cosas que podrían hacerte feliz en el futuro, e intenta añadir cada día un bonito acontecimiento. Siempre se encuentra algo. Si todo esto funciona (¿y por qué no iba a funcionar?), entonces podrás, poco a poco, volver a mirar hacia delante. Márcate metas pequeñas y realistas. Con cada éxito crecerá tu autoestima, y la depresión irá desapareciendo. Se sabe por experiencia que, pese a estos gratificantes cambios, los pensamientos y los sentimientos negativos regresan de vez en cuando. Si eso ocurre, hay que intentar no tomárselo demasiado en serio. Es importante saber que las recaídas son algo totalmente normal en el proceso de curación. Tampoco un resfriado desaparece de la noche a la mañana.

Pero una cosa está clara: incluso si todavía no hemos recuperado nuestra anterior autoestima, al menos ya no somos tan vulnerables como una plantita en medio de una tormenta. Mientras tanto, nos hemos convertido en un árbol que ha superado algunas tempestades, y al que ya no puede dañar una tormenta, porque sus raíces le unen a la tierra con fuerza. Así que mantente firme hasta que todo vuelva a estar en orden. Igual que tenemos que curar un resfriado por completo, para que no se vuelva crónico, debemos curar también con tenacidad las largas fases depresivas. Pues, de lo contrario, no solo se vuelven crónicas al acostumbrarnos a ellas, sino que además constituyen un excelente caldo de cultivo para todo tipo de problemas de salud. Las personas que tienden a padecer estados de ánimo depresivos, o que los sufren durante largos períodos, tienen un riesgo hasta 3 veces mayor de sufrir otras enfermedades, como por ejemplo infecciones bacterianas, cefalea, dolor de espalda, molestias gastrointestinales, herpes, inapetencia sexual, diabetes e infarto de miocardio. Sus defensas son considerablemente más bajas en comparación con la media de la población. De modo que declaremos la guerra a la depresión. Como siempre, con útiles sabidurías de la vida y los adecuados elixires mágicos.

Ahora que sabemos que la depresión es solo cuestión de actitud, nada debería pararnos. Si modificamos nuestra actitud, volveremos a descubrir la felicidad, las pequeñas alegrías y el sentido de la vida. Así que no cavilemos más, basta de hacernos reproches o de autocompadecernos. Empecemos a poner en práctica las sabidurías de la vida que suscitarán agradables sensaciones en nuestra mente. Así por fin los rayos de sol traspasarán la niebla. Y para que no perdamos la energía a lo largo del proceso, por supuesto, vamos a hablar también sobre los elixires mágicos adecuados.

Como apoyo, y en el caso de que sea necesario, la medicina ofrece un nuevo tratamiento: la llamada estimulación magnética transcraneana (EMT). Los primeros resultados son muy prometedores. Este tratamiento se basa en estimular la región del cerebro que nos permite sentir alegría de vivir. Esto podría constituir un buen complemento a nuestras sabidurías y elixires mágicos.

...ASIMILAR

- La depresión es una enfermedad con buenas posibilidades de curación: con nuestra propia fuerza, con la mente y con el apoyo de otras personas.
- Muchos personajes famosos han superado una depresión y después han realizados grandes cosas.
- Todo lo que se siente durante una depresión no es más que un infame truco de la propia enfermedad.
- Con un plan personal superaremos la depresión: planificar el día siguiente la tarde/noche anterior; levantarse y dedi-

car tiempo al aseo personal; desayunar bien; hacer descansos con regularidad; meditar 15 minutos; rodearse de cosas bellas; salir una vez al día a tomar aire fresco y pasear; sentir conscientemente el frío, el calor, la alegría, el placer...

- El deporte ligero y un divertido hobby son efectivos ayudantes contra la depresión.
- La música clásica crea armonía interior. «Pequeña serenata nocturna» de Mozart, «Para Elisa» de Beethoven y «Las cuatro estaciones» de Vivaldi son melodías especialmente relajantes, entre muchas otras.
- Anota tus momentos felices en un «diario de la felicidad».
- Recuerda constantemente las cosas que te hacen sentir orgulloso de ti mismo.
- Márcate una sencilla meta cada día y regálate una pequeña recompensa.
- La depresión se desvanece tal como llega, de forma lenta pero segura.

Pequeños «milagros químicos» que proporcionan una nueva sensación de vivir.

Elixires mágicos contra la depresión

La depresión no podrá con nosotros. Al contrario, probablemente saldremos más fortalecidos de ella que nunca. Y, naturalmente, la alimentación cumple una función muy importante para conseguirlo. Que los elixires mágicos tienen una influencia directa sobre nuestro estado de ánimo ya lo hemos visto en el capítulo sobre la felicidad. Por supuesto, todos los elixires mágicos que nos hacen felices, ayudan también contra la depresión. Para refrescar la memoria, sería aconsejable releer el capítulo «elixires mágicos para ser feliz». En el caso particular de una depresión, vamos a añadir algunos alimentos más, con el fin de no dejar pasar ninguna oportunidad. En las personas que sufren depresión se observa siempre una carencia de los mensajeros químicos llamados neurotransmisores. Estos son «pequeños milagros químicos» que cumplen un papel decisivo en nuestra disposición de ánimo. Sus representantes más conocidos son la serotonina y la dopamina, a las que ya conocemos como hormonas de la felicidad.

Igual de importantes son los nutrientes como los ácidos grasos esenciales, el magnesio o las vitaminas B6, B9 y B12. Una carencia de alguno de ellos impide la producción de los neurotransmisores. Abastecer al cuerpo suficientemente de estas sustancias nutritivas contribuye en gran medida a frenar el desarrollo de la depresión. Asimismo, las grasas adecuadas, en este caso las grasas poliinsaturadas omega 3, repercuten positivamente en el tratamiento de la depresión. Se encuentran en el salmón, el atún, las semillas de lino, el aceite de linaza, el aceite de nueces o las semillas de chía. En uno de los numerosos estudios científicos al respecto se suministró a un grupo de personas que sufrían depresión 1,2 gramos diarios de grasas omega 3 durante un período de 3 meses. Los síntomas de la enfermedad disminuyeron considerablemente. Hasta el riesgo de una recaída en los años siguientes fue casi nulo, en comparación con un «grupo de placebo» (personas que también sufrían depresión pero recibieron un placebo sin omega 3). El efecto protector y antidepresivo de las grasas omega 3 puede ser reforzado con ayuda de la vitamina D, ya que esta combinación contribuye a la metabolización de la serotonina en el cerebro. Gracias al sol, el cuerpo puede producir por sí mismo un 80% de su necesidad de vitamina D. Por ello, deberíamos pasear al aire libre por lo menos 20 minutos cada día. El 20% restante se obtiene a través de la alimentación. Pero, si no conseguimos hacer un paseo diario, entonces tenemos que buscar ayuda extra. La vitamina D en cantidades notables se encuentra, por ejemplo, en la yema de huevo, el hígado de ternera, el queso emmental, la mantequilla, los champiñones crudos y el pescado azul.

Dos especias naturales buenas para la terapia de la depresión son el azafrán y la cúrcuma. Ambas han demostrado ser eficientes antidepresivos. Varios estudios han probado que los resultados positivos se manifiestan ya tras 6 semanas, y que el azafrán y la cúrcuma tienen efectos tan buenos o mejores que un medicamento llamado Fluoxetina (uno de los antidepresivos más recetados). También hay un par de plantas medicinales que son verdaderos elixires mágicos contra la depresión. La melisa y la lavanda merecen mención especial, y se pueden tomar fácilmente como infusión.

Así que hay otros caminos y alternativas excepcionales para curar la depresión que los psicofármacos. Lástima que tanto la medicina convencional, como la psicología presten tan poca atención a la alimentación como terapia adicional. Merece la pena probar los elixires mágicos antes de echar mano a la agresiva química, pues ayudan, y mucho, a expulsar los pensamientos negativos, mientras que atraen como un imán la alegría de vivir.

...PROBAR

- **Omega 3 líquido:** aceite de linaza y de nuez (por supuesto, obtenido por primera presión en frío). Delicado y antidepresivo. Preferiblemente en ensaladas.

- **Omega 3 sólido:** Semillas de chía y lino. Una cucharadita con queso fresco batido es una salsa ideal para tomar con verdura cruda o para aliñar ensaladas. Con muesli es un complemento muy vitalizante.

- **Elegantes especias que hacen sonreír:** la cúrcuma y el azafrán enriquecen mucho los platos de arroz, pollo, salmón y wok asiático. Un sabor del que te enamorarás.

- **Buen humor «de bote»:** hasta en pequeños botes puedes conseguir la vitamina D para tu armario de elixires mágicos. El atún, las sardinas y el arenque son sabrosas bombas de vitamina D. Con huevo (frito, cocido o en tortilla) está el día salvado. Prueba también una ensalada de atún con tomate, cebolla, huevo duro y dados de queso emmental. Te subirá el ánimo.

- **Infusiones que hacen feliz:** las infusiones de melisa y lavanda no pueden faltar en la estantería «Depresión» de tu armario de elixires mágicos. Son un placer, sobre todo por la tarde y por la noche.

- **Sentimientos de felicidad:** ahora vuelve a echar un vistazo a los elixires mágicos en el capítulo sobre la felicidad. Esos alimentos también te aportarán bienestar en fases depresivas.

> *Nuestro corazón es una pequeña maravilla*
> *escondida en nuestro tórax.*

9. Enfermedades cardiovasculares

Nuestro corazón es mucho más que el motor de nuestro cuerpo. Nos mantiene vivos y es responsable de que el oxígeno y los nutrientes lleguen a las células. Las vías de transporte para ello son las arterias y las venas, nuestras fuentes vitales. Una circulación sanguínea óptima favorece todos los órganos, y mantiene sanos y vitales nuestro cuerpo y nuestra alma. El corazón también nos regala buenas sensaciones, gracias a una gran cantidad de nervios y una memoria propia, según demuestran recientes estudios. Deberíamos tomarnos a pecho la salud de un órgano tan importante. Pero, según las estadísticas, lamentablemente uno de cada dos habitantes de los países industrializados se ve confrontado a lo largo de su vida con alguna enfermedad cardiovascular, como hipertensión, afecciones venosas, infarto y apoplejía (derrame cerebral). Sin embargo, podríamos minimizar este grave peligro con nuestras propias fuerzas, comenzando por reducir los factores de riesgo principales, entre los cuales se encuentran el consumo de tabaco y alcohol, el estrés y el sobrepeso. Entre todos los factores de riesgo, estos son sobre los que más podemos intervenir nosotros mismos para prevenir las enfermedades cardíacas, la hipertensión, los trastornos de la circulación sanguínea, la arteriosclerosis y los deterioros vasculares. Estos cuadros clínicos a menudo son los precursores del infarto o del derrame cerebral. Con el fin de nunca llegar tan lejos y de reducir nuestro riesgo personal al máximo, vamos a estudiar el tema con detenimiento.

Comencemos con la hipertensión. Llega poco a poco y no duele, pero perjudica de un modo constante nuestros vasos sanguíneos y nuestro corazón. Los síntomas de la tensión alta pueden ser el dolor de cabeza, el agotamiento, el mareo y la dificultad para respirar. La hipertensión no cae del cielo, sino que es una señal de que algo va mal en nuestro cuerpo. A parte de un origen orgánico, la tensión alta puede tener las siguientes causas: hiperacidez, acumulaciones en los vasos sanguíneos y estrés. La permanente hiperacidez del cuerpo espesa la sangre y hace disminuir el flujo sanguíneo. El corazón se ve obligado a latir con más fuerza, y la tensión sube. Los motivos de la hiperacidez son, en la mayoría de los casos, una alimentación incompleta y no equilibrada, un consumo demasiado bajo de agua y la falta de sueño.

La hipertensión provocada por la acumulación de sedimentos en los vasos sanguíneos se origina cuando nuestras venas y arterias están dañadas. El cuerpo empieza a «parchear» dichos daños provisionalmente, como si de la reparación de baches en una carretera se tratara. Los vasos sanguíneos son «soldados», por describirlo de un modo figurado. Las paredes de los vasos dejan de ser lisas, redondas y elásticas, y se vuelven, —debido a la «chapuza» que han sufrido— más bien rígidas, rugosas y estrechas. En esas recién formadas «angosturas», la sangre solo puede fluir con una presión más alta de lo normal. Y la tensión sube. Esos daños susceptibles de ser reparados son originados principalmente por las hormonas del estrés, los medicamentos, los residuos y los ácidos. Perjudican nuestros vasos sanguíneos directa o indirectamente, al elevar la cantidad de los radicales libres. Demasiados radicales libres producen infecciones crónicas, y la consecuencia son los daños descritos en las paredes de los vasos sanguíneos.

Por otro lado, la carencia de ácido fólico, de vitaminas B6, B12, D, y K, así como de calcio, pueden provocar arteriosclerosis (nombre en latín de la calcificación de las arterias). Todos estos daños y sus consiguientes reparaciones no constituyen un grave problema, hasta que un día se cierra un vaso porque un pequeño coágulo de plaquetas (es decir, un trombo), que circula por la vena, se queda «enganchado» en una parte estrecha, obstruyendo el vaso como un tapón. Si eso llega a ocurrir, entonces, dependiendo del lugar donde se produzca, hablamos de un infarto, una apoplejía u otros tipos de embolia. El derrame cerebral surge por un repentino mal funcionamiento de la circulación sanguínea en el cerebro. Los vasos que abastecen al cerebro se cierran, lo cual conlleva la muerte de muchas células del cerebro. Al grupo de riesgo de la apoplejía pertenecen las personas con hipertensión y con diabetes mellitus (azúcar).

Para nuestro corazón también es esencial que la sangre fluya sin obstáculos. Tres grandes vasos sanguíneos, los llamados vasos coronarios, proveen a este activo músculo de sangre y oxígeno. Cuando sufrimos un infarto, un vaso coronario, en la mayoría de los casos ya dañado, se cierra por un trombo. La parte afectada del miocardio no recibe el oxígeno necesario, y muere. También en este caso el origen más común es una ya existente arteriosclerosis, término que ya conocemos.

Ahora, tras haber investigado las causas, nos resultará más sencillo encontrar respuestas a la pregunta de cómo podemos conservar la salud de nuestro sistema cardiovascular. No deberíamos dejárselo al azar, pues si tenemos en consideración un par de sabidurías de la vida y conocemos los elixires mágicos que mantienen nuestros vasos sanguíneos elásticos y sanos, entonces nuestro corazón latirá felizmente mucho tiempo.

Es sorprendente que muchas personas se cuiden el pelo a diario, pero no su corazón.

Sabidurías de la vida contra las enfermedades cardiovasculares

¿Sabías que en muchos pueblos indígenas del mundo las enfermedades cardiovasculares son prácticamente desconocidas, y en las ya mencionadas zonas de mayor longevidad no tienen más que un insignificante papel? De esto podemos concluir que tampoco nosotros estamos predestinados a enfermar. Pero lo hacemos. El responsable principal del vertiginoso aumento de este tipo de enfermedades es nuestro nuevo estilo de vida en las modernas sociedades industriales. Hablamos, paradójicamente, de las «enfermedades del bienestar». Entre ellas se encuentran también la diabetes y muchas dolencias de la espalda. El estrés laboral y, en el tiempo libre, las prisas, la presión por alcanzar el éxito, una alimentación insana y un alto y a menudo incontrolado consumo de medicamentos son el caldo de cultivo ideal para estas enfermedades. Cuanto más aceleramos, más se acorta nuestra vida. Es bueno saberlo, pues si reducimos una marcha y vivimos más conscientemente, nos sentiremos mejor, nos mantendremos sanos y, después de todo, dispondremos de más tiempo. «*Si tienes prisa, anda despacio*», dicen en China. Esta sabiduría de la vida también es válida para nuestro corazón.

El grado de riesgo de sufrir una enfermedad cardiovascular está en nuestra mano, tanto en lo positivo, como en lo negativo. Incluso si tenemos predisposición genética, podemos aportar mucho y de un modo sencillo y agradable. Nunca es tarde para comenzar. Empecemos, simplemente, con un buen desayuno. Tenemos que olvidarnos del café rápido y un par de galletas por el camino. Mejor nos levantamos media hora antes y desayunamos tranquilamente, pues quien no desayuna perjudica a su corazón. Renombrados científicos han averiguado que las personas que desayunan mal o escasamente tienen hasta un 27% más de riesgo de sufrir una enfermedad cardiovascular. En ese estudio se analizaron 27.000 hombres durante 16 años, y comprobaron que resulta especialmente peligroso suprimir el desayuno para las personas que tienen entre 45 y 60 años, ya que en estas edades el riesgo coronario aumenta un 50%. Son varios los factores que pueden originar efectos nocivos para la salud por no desayunar. A parte de la carencia de importantes nutrientes, como las vitaminas, la fibra, el agua y las grasas insaturadas, que mantienen estable nuestra circulación sanguínea, al prescindir de la primera comida del día desordenamos nuestros hábitos alimentarios. El nivel normal de azúcar en la sangre se descontrola, sentimos hambre con frecuencia, y comemos tentempiés dulces entre horas. El estudio demostró asimismo que las personas que no desayunan, a menudo son más nerviosas, no duermen bien y suelen fumar más.

Aparentemente, es un poco más complicado, para muchos de nosotros, el tema del estrés. ¿Quién no se siente estresado de vez en cuando, o incluso constantemente? Es importante saber que el estrés positivo no perjudica nuestra salud; tener la agenda llena de cosas que nos gusta hacer no es preocupable. La situación comienza a ser crítica cuando la carga psíquica o física sobrepasa las medidas normales, o si el estrés nos lo provoca cosas que hacemos por obligación. Entonces sufrimos un estrés nocivo, el cual surge cuando las exigencias sobrepasan nuestras capacidades y posibilidades personales. Los más significantes factores del estrés son la presión en el trabajo, el ruido, los problemas familiares y profesionales, así como el deporte de competición. El cuerpo reacciona con la secreción de hormonas del estrés, que nos ponen todavía más nerviosos. Un círculo vicioso, ya que dichas hormonas del estrés a largo plazo no solo originan insomnio, depresión y falta de concentración, sino también hipertensión y trastornos vasculares. Para minimizar ese estrés negativo, no es necesario poner patas arriba toda tu vida; basta con un par de pequeños pero efectivos cambios.

Ya hemos señalado las recomendaciones principales para superar o evitar que surja el estrés: practicar la felicidad, relajarse, dormir mejor, simplificarse la vida, vaciar un poco la agenda, mantener buenas conversaciones… Pero, para disfrutar de un futuro sin estrés, también es importante no presionarse constantemente a sí mismo, no querer hacerlo todo a la perfección y no molestarse con demasiada frecuencia por el comportamiento de los demás.

Asimismo, hemos mencionado ya otros factores claves, que están totalmente en nuestra mano: demasiado alcohol y tabaco, así como falta de actividad física. Si tomamos más de 30 gramos de alcohol diarios, lo cual corresponde a ¼ l de vino o 0,4 l de cerveza, el riesgo de hipertensión se duplica. Como siempre, el problema está en los excesos, pues, tal como veremos a continuación, una moderada cantidad de vino tinto no perjudica nuestra salud coronal en absoluto (excepto en los casos de insuficiencia cardíaca, en los que el alcohol es tabú). También el consumo de tabaco empeora el riego sanguíneo; la nicotina, junto a otras sustancias tóxicas y metales pesados, pueden causas grandes daños a nuestro cuerpo. Como medida de prevención, tendríamos que dejar de fumar de inmediato. Independientemente del tiempo que hayamos fumado, tan pronto como dejamos de hacerlo el riesgo de sufrir una enfermedad coronaria disminuye de un modo relativamente rápido.

Por otra parte, el ejercicio físico regular tiene un importante papel en la salud de nuestro corazón. Y ni siquiera ha de ser agotador. Si practicamos alguna actividad física 3 veces por semana, y al hacerlo quemamos entre 1.500 y 5.000 kilocalorías, es suficiente. Todo lo que sobrepase eso no nos aporta un considerable beneficio, e incluso podría perjudicarnos.

Si tan solo integráramos en nuestros hábitos de vida dos de las recomendaciones descritas, ya se reduciría un 30% la probabilidad de sufrir un trastorno cardiovascular; buenas perspectivas para tener un corazón sano. Tómate «a pecho» todas estas sabidurías de la vida. Serás recompensado por ello.

...ASIMILAR

- Los factores de riesgo claves de las enfermedades cardio-vasculares son: el consumo de tabaco, demasiado alcohol y falta de actividad física.
- El estrés aumenta la tensión sanguínea y perjudica las arterias vitales y el corazón.
- Cuanto más aceleramos, más se acorta nuestra vida.
- Un sueño profundo y regular es relajación pura para nuestro corazón.
- Un programa de *fitness* para la estabilidad y la salud de nuestra circulación sanguínea comienza con un buen desayuno.
- El ejercicio físico mantiene sano nuestro corazón. El deporte en exceso produce hiperacidez y nos perjudica.
- Las actividades que hacemos «de corazón» son buenas para el corazón.

Nuestra maravilla llamada corazón no pierde el ritmo si la alimentamos bien.

Elixires mágicos contra las enfermedades cardiovasculares

Además de los recomendados cambios en los hábitos de vida, una alimentación adecuada también desempeña un papel decisivo en la prevención o la cura de las enfermedades cardiovasculares. Ante todo, deberíamos ocuparnos de que nuestro cuerpo reciba todos los nutrientes necesarios, así como evitar el consumo excesivo de las sustancias que perjudican nuestro sistema cardiovascular. Una función especialmente protectora tienen la verdura y las legumbres ricas en fibra, ácido fólico, potasio y vitaminas B, C y E. Entre ellas se encuentran sobre todo las espinacas, las acelgas, el brócoli y las lentejas.

Un elixir especialmente mágico son las chufas, cultivadas principalmente en Valencia (España) y África. Se pueden tomar secas (remojadas), en copos, y en la deliciosa bebida llamada horchata. Regeneran el cuerpo desde dentro gracias a su alto contenido en fibra, el potasio, tan saludable para el corazón, hierro, zinc y grasas buenas. En el caso de la fruta, son recomendables sobre todo los plátanos y las naranjas. Los primeros contienen mucho potasio, que no solo puede bajar la tensión, sino que además estabiliza la circulación sanguínea. Las segundas son ricas en vitamina C y en potasio, combinación que favorece la eliminación de las sustancias tóxicas y normaliza el nivel de sodio (el cual, si es demasiado alto, puede causar hipertensión).

Las granadas y las grosellas frenan —gracias a su alto contenido en antioxidantes— la formación de un exceso de radicales libres, lo cual es importante para tener venas sanas y un sistema inmunológico estable. Si no tienes a tu alcance granadas o grosellas frescas, también hay extracto de granada fermentado que, mezclado con agua, se convierte en un delicioso zumo. Los melones y las sandías favorecen la fluidez de la sangre y previenen la formación de los peligrosos coágulos. Algunos zumos recién exprimidos fortalecen y protegen el corazón (si los compras en el supermercado, ten en cuenta que no estén hechos a base de concentrado). Al no estar cocinadas, las frutas y verduras conservan las encimas, las cuales son muy importantes para la salud del corazón. Aparte del zumo de naranja, granada y grosella, uno de los mejores zumos es la mezcla de zanahoria, jengibre y apio. Esta combinación baja la tensión de un modo natural, ayuda a regenerar los tejidos corporales destruidos, favorece la relajación de los músculos arteriales (que cumplen una función reguladora de la tensión) y tiene un efecto vasodilatador.

Un arma infalible, a menudo subestimada, es la miel. Los polifenoles que contiene atrapan las sustancias agresivas del cuerpo, y así favorecen la circulación: un buen servicio para nuestro corazón. Y otro elixir muy efectivo es el ajo. Contiene una sustancia llamada alicina, la cual, además de ser vasodilatadora, es un anticoagulante natural (fluidifica la sangre) y baja el nivel de colesterol. Y con ello puede reducir notablemente el riesgo de sufrir apoplejía, infarto y trombosis. Sin embargo, el ajo pierde la alicina al ser calentado, por lo que deberíamos tomarlo crudo o fermentado (ajo negro). Por cierto, el ajo negro no produce mal aliento. Y, como alternativa, existen pastillas de ajo. Otro remedio casero que goza de la misma buena fama es la cebolla: todo un multitalento para cuidar nuestro corazón. Tiene propiedades similares a las del ajo, y además regula el nivel de azúcar en la sangre. Dale una alegría a tu corazón con una cebolla fresca al día.

Un magnífico elixir mágico para la prevención de las enfermedades cardiovasculares es la seta «Oreja de Judas» o «Mu-Err». Una pequeña cantidad de estos hongos en la comida contribuye a que la sangre circule con fluidez y a minimizar el riesgo de sufrir un derrame cerebral o un infarto.

El aminoácido esencial L-arginina, que hemos conocido al hablar del sueño, también tiene excelentes cualidades para la salud del corazón. Mejora la circulación sanguínea, favorece el desarrollo de la musculatura, refuerza el sistema inmunológico, optimiza la quema de grasa corporal e incluso eleva la potencia sexual. Aunque el cuerpo es capaz de producir L-arginina por sí mismo, podría escasear en épocas de estrés físico o psíquico, o si hacemos demasiado deporte. En ese caso, deberíamos regalar a nuestro cuerpo un dosis extra de esta beneficiosa sustancia. Los alimentos que lo contienen en mayor medida son las semillas de calabaza y los cacahuetes. Pero también son ricos en L-arginina las almendras, el germen de trigo, las semillas de soja, las avellanas, las gambas, la carne de cerdo y de ternera, las sardinas, el salmón y el queso edam.

Ya hemos mencionado antes lo importante que es el desayuno, si bien es decisivo qué comemos. Lo más recomendable es comer productos integrales, como, por ejemplo, pan o cereales integrales. Sus proteínas alimentan la musculatura y aceleran la quema de grasas, mientras que sus carbohidratos complejos y fibra, junto a las grasas insaturadas, hacen que baje el colesterol malo. Y, para completar el desayuno, es aconsejable tomar un zumo recién exprimido y un plátano. Así empezamos bien el día.

Ahora pasamos a hablar de las grasas, muchas de las cuales son bastante mejores que su fama. Tan solo es perjudicial la ingesta de determinadas grasas malas (sobre todo las grasas trans). Pero también las grasas saturadas deberían consumirse con moderación. No obstante, hay una excepción sorprendente: la grasa pura de mantequilla llamada *ghee* en la medicina tradicional india (ayurveda). En recientes estudios realizados en los Estados Unidos se ha observado que el *ghee*, incluso tomado a diario en grandes cantidades, no solo puede bajar el nivel del colesterol, sino que además favorece el estado del sistema cardiovascular. Es un resultado asombroso si tenemos en cuenta que el *ghee* contiene un 70% de grasas saturadas, las cuales, hasta ahora, siempre han sido consideradas muy peligrosas en lo relacionado con el colesterol malo. En la medicina ayurveda se utiliza el *ghee* desde hace siglos. La elaboración del mismo es muy sencilla: se obtiene a partir de la mantequilla de leche de vaca, la cual se somete a un proceso de calentamiento más largo que el habitual; se quita la espuma formada por agua, lactosa y proteínas, y lo que queda, una masa parecida a la manteca, es el *ghee*. En la cocina india el *ghee* es la grasa más usada. En dicho país se llevó a cabo un estudio a gran escala que demostró que los hombres indios que consumen más de un kilo de *ghee* al mes tienen un menor riesgo de sufrir una enfermedad cardiovascular.

A las grasas saludables, las grasas insaturadas, no deberíamos renunciar en absoluto. Constituyen una importante fuente de energía para nuestro cuerpo, mantienen la elasticidad de las células, protegen las venas y nos proveen de sustancias para la formación de determinadas hormonas. Las grasas buenas tienen un papel decisivo en la salud del corazón, ya que las vitaminas hidrosolubles A, D, E y K, así como el caroteno, solo pueden ser asimilados por el cuerpo con la ayuda de dichas grasas.

Por el contrario, deberíamos consumir en pequeñas cantidades algunas determinadas grasas saturadas, sobre todo las de algunas carnes y embutidos. Si comemos demasiadas de estas grasas y no las quemamos, entonces sube el nivel del colesterol malo LDL, y nuestras venas pueden obstruirse.

En cuanto a la variante más peligrosa, las grasas trans, hay que contenerse lo máximo posible, pues aumentan considerablemente el riesgo de padecer enfermedades coronarias. Una buena noticia: los alimentos naturales no suelen tener estas grasas, o las contienen en ínfimas cantidades. Las grasas trans surgen durante el proceso de endurecimiento de los aceites vegetales, entre otros métodos. Como los aceites vegetales endurecidos se conservan y moldean mejor, y además son más resistentes al calor, la industria alimenticia trabaja con ellos con mucho gusto. Se encuentran por todas partes: en los productos *light*, en la bollería industrial, en los productos fritos y horneados, en las galletas, las pizzas, las papas, los *snacks* salados, la margarina y muchos otros productos elaborados, incluso en los populares copos de maíz, trigo o arroz, y en las sopas de sobre. No olvides fijarte en las etiquetas. Siempre que veas términos como «grasas saturadas», «grasas trans», «grasas hidrogenadas» y «grasas endurecidas», si quieres proteger tu corazón, deja ese producto en la estantería y elije algo más natural.

Cuando frías o ases alimentos en casa, no deberías calentar el aceite por encima de 180 grados, si quieres hacerle un favor a tu salud, ya que las grasas trans pueden formarse a partir de esa temperatura. Para asar carne o cualquier alimento a altas temperaturas, es aconsejable usar aceites vegetales refinados, como por ejemplo el de oliva, girasol, soja y cacahuete, así como el aceite de coco, ya que su contenido de ácido oleico monoinsaturado es más alto y soportan mayores temperaturas. Los estudios científicos más recientes demuestran que, a diferencia de lo que se piensa en los países mediterráneos, en ningún caso debería usarse el aceite de oliva virgen o virgen extra para asar, rehogar o freír, pero tampoco la mantequilla o la margarina. El motivo es que estas grasas producen las peligrosas grasas trans ya a partir de 160 grados.

Las abundantes grasas buenas pueden ser clasificadas en dos grupos: las grasas monoinsaturadas y las poliinsaturadas. Las primeras son fácilmente digeribles por nuestro cuerpo, y su ácido oleico incluso reduce el colesterol malo. Los productos que lo contienen son el aceite de oliva, el aceite de cacahuete, los cacahuetes, las nueces y el aguacate. También las menos conocidas nueces pacanas contienen una combinación idónea de vitaminas A y B, lecitina, magnesio, calcio, potasio, hierro y proteínas. Son buenas para los nervios, el cerebro y los músculos y, gracias a su alto contenido en omega 3, son un bálsamo para el corazón, los vasos sanguíneos y la circulación. A quienes les preocupe su figura, no han de asustarse por su alta cantidad de calorías, ya que, si no se exagera picando, pueden estar tranquilos: por un lado, su 30% de fibra es beneficioso para conservar el buen tipo y, por otro lado, las nueces pacanas tienen efectos positivos contra la hipertensión y el colesterol. Su fino sabor entre dulce y amargo es delicioso.

Las grasas poliinsaturadas, tan favorables para nuestro metabolismo y la salud del corazón, son sencillamente imprescindibles. Hay que distinguir entre los ácidos grasos omega 3 y omega 6. Los primeros se encuentran en abundancia en los pescados grasos como el salmón, la caballa, el arenque, el atún y las sardinas, así como las ya mencionadas nueces pacanas, y las nueces normales. Los ácidos grasos omega 6 se encuentran más bien en los aceites vegetales, particularmente en el de soja y en el aceite de germen de trigo. Tomados en una relación equilibrada, son excelentes para prevenir la arteriosclerosis.

Para mantener sano el corazón no hay que amargarse la vida privándose de todas las cosas que nos gustan. Todo lo contrario: la oferta de productos ricos y saludables es muy amplia. Lo importante es que los incorporemos a nuestra alimentación. En realidad, nuestro corazón es un vividor que ama el placer. En primer lugar, gracias al sistema nervioso puede disfrutar de las cosas buenas y, en segundo lugar, los corazones que gozan están más sanos. Así que disfruta de vez en cuando de una copa de vino tinto, pues quien lo bebe con moderación tiene menor riesgo de sufrir enfermedades cardiovasculares que un abstemio. Este fue el resultado (presentado en un congreso de cardiología en Múnich) de la compilación de 13 estudios llevados a cabo con más de 200.000 personas. Incluso las personas que han sobrevivido a un infarto, y tras ello toman hasta dos pequeñas copas de vino tinto al día, muestran un mejor nivel de colesterol bueno HDL que quienes no beben vino tinto.

Para beneficiarse del poder sanador de la uva sin tomar alcohol, existe el aceite y la harina de pepitas de uva. Ambos son verdaderos elixires mágicos. El aceite es perfecto para condimentar todo tipo de platos y ensaladas, y la harina es ideal para hacer pan o repostería.

Actualmente también son fáciles de conseguir las semillas de chía, o los productos elaborados a base de estas semillas. Constituyen una rica fuente de minerales, fibra, antioxidantes, así como grasas omega 3 y omega 6, y regulan el nivel de azúcar. Cien gramos de semillas de chía tienen la misma cantidad de fibra que 400 gramos de semillas de lino, la misma cantidad de antioxidantes que un kilo de naranjas, el mismo contenido de calcio que ½ litro de leche y el mismo contenido de omega 3 que un kilo de salmón. Un verdadero «producto-todo-incluido» para el corazón. ¿Qué más se puede pedir?

Es agradable admirar la inagotable fuente de pequeñas y grandes maravillas que nos regala la naturaleza. Una «farmacia» abundante y generosa que nos proporciona salud de un modo sencillo y placentero, aumenta nuestro bienestar y nos hace felices.

Ahora vamos a recopilar los productos que en ningún caso deben faltar en nuestro armario de elixires mágicos para la salud del corazón.

...PROBAR

- **Para empezar el día con energía:** pan integral con miel o con aceite de oliva y queso fresco, muesli con copos de avena integrales, yogur, frutos secos y semillas de chía. Un zumo recién exprimido y un plátano.
- **Refresca tu corazón:** zumo de apio, zanahoria y «agua de jengibre». Pon apio y zanahoria con una cucharadita de aceite de oliva virgen extra en la licuadora, y seguidamente dilúyelo con agua de jengibre. Para preparar un litro de agua de jengibre deja reposar 10 minutos una cucharada de jengibre picado en agua muy caliente. Puedes guardarlo en la nevera para tenerlo siempre a mano.
- **Fuerza líquida para el corazón:** zumo de granada y de grosella.
- **Dulce maravilla:** la miel natural de abeja es imprescindible en este armario, y alegrará tu corazón.
- **Delicioso y saludable:** lentejas y alubias. Es recomendable comer legumbres al menos dos veces por semana.
- **Muy efectivo:** brócoli, acelgas, espinacas. Preferiblemente al vapor o crudo en la ensalada.
- **Delicado sabor:** la seta «Oreja de Judas», seca o en polvo, da a los platos un toque especial.
- **Remedios caseros:** un diente de ajo fresco, seco o fermentado (ajo negro) y una cebolla al día.
- **Elixir valenciano:** la chufa, en forma de horchata o como tentempié (remojada en agua), es una saludable delicia.

- **Un pequeño surtido de aceites:** ten siempre en tu armario una botellita de aceite de oliva virgen extra, de cacahuete, de nueces, de germen de trigo y de soja. Cuanto menos calientes el aceite, mejor para tu salud.

- **Para cocinar:** *ghee* (grasa pura de mantequilla); un sorprendentemente saludable portador de sabor. También son buenos para asar los aceites refinados de girasol, oliva, coco, soja y cacahuete.

- **El poder de las pepitas de uva:** harina y aceite de pepitas de uva. Pura magia para tu corazón.

- **Una vez más, los frutos secos:** con el muesli, para picar, en ensalada, en macedonia... Para darle una alegría a tu corazón, haz una mezcla de nueces, avellanas y pacanas.

- **Triple efecto:** las pepitas de calabaza, los cacahuetes, las almendras, el germen de trigo, las semillas de soja, las gambas, la carne de cerdo y de ternera, las sardinas, el salmón y el queso edam contienen mucha L-arginina, una sustancia perfecta para tres cosas: la calidad de la sangre, la quema de grasas y un fuerte sistema inmunológico.

- **¡Salud!:** permítete de vez en cuando una copa de vino tinto. Relaja y sienta bien al corazón, excepto si tu médico tiene algo que objetar.

> *Cree en los milagros, pero haz todo lo posible*
> *para que se cumplan.*

10. Cáncer

Junto a las afecciones coronarias, el cáncer es la enfermedad del siglo XXI. Tan solo nombrarla ya atemoriza a mucha gente. Y, por ello, no es de extrañar que en los medios de comunicación se publiquen el triple de artículos sobre el cáncer que sobre los todavía más frecuentes trastornos del sistema cardiovascular.

Hay muchos mitos alrededor de esta dolencia tan misteriosa. Que los sujetadores demasiado estrechos producen cáncer de mama, que las causas del cáncer son siempre psicológicas, que una herida puede originar un tumor, que el azúcar alimenta las células cancerígenas, y mucho más. Por favor, no te creas todo lo que se cuenta y se escribe sobre este tema, pues hasta los tiburones padecen cáncer, y ni comen azúcar ni llevan sujetadores demasiado estrechos.

Así como la formación del cáncer no se puede reducir a un único causante más que en pocos casos, tampoco hay una sola medida preventiva, o una única y verdadera recomendación, que nos salve de este mal. Es un conjunto de múltiples factores, como siempre en la vida, lo que determina el riesgo de cada uno. Si bien hay algo totalmente cierto: existen fundadas esperanzas de que podemos ganar la batalla al cáncer, por dos motivos. En primer lugar, están siendo desarrollados medicamentos y tratamientos cada vez mejores, que, en el caso de enfermar, aumentan notablemente la calidad de vida y las posibilidades de curación. Y en segundo lugar, porque la investigación sobre el cáncer más actual demuestra que muchos tipos de cáncer no son cosa del destino. Justo lo contrario: el cáncer es en gran parte el resultado de nuestros hábitos de vida. Sobre todo en las modernas sociedades industrializadas, existe una significativa conexión entre numerosas clases de cáncer y nuestro estilo de vida.

Al igual que en los trastornos cardiovasculares, los mayores factores de riesgo son el tabaco, el consumo excesivo de alcohol, una alimentación desequilibrada, el sobrepeso, y un modo de vida antinatural unida a un crónico sedentarismo. En el mundo científico existe unanimidad al afirmar que el 75% de todos los casos de cáncer podrían ser evitados mediante pequeños cambios en nuestros hábitos de vida. Y mejorando nuestros hábitos de vida no solo podemos prevenir el cáncer, sino también aumentar las posibilidades de curación. Si en tu familia hay algún caso de cáncer, es decir, que tienes antecedentes familiares, entonces deberías tener claro que podrías llevar genes que aumentan el riesgo de padecer cáncer, pero que, aun así, la aparición y el desarrollo de la enfermedad depende de muchas otras circunstancias. De modo que no tenemos que rendirnos de ningún modo ante nuestro destino. Prácticamente todas las personas del mundo son portadoras de células anormales: las progenitoras del cáncer. Estas nacen por pequeños fallos en la división celular de millones de células a lo largo de la vida. Así como no todo en la vida sale siempre a la perfección, tampoco nuestro cuerpo funciona continuamente de un modo correcto, y a veces una célula no es como debería ser. Cuanto más maltratemos nuestro cuerpo, más alta es la probabilidad de que sucedan dichas malformaciones. Es como cuando tenemos mucho estrés y las prisas nos hacen cometer errores. Conforme vamos haciéndonos mayores, mayor es la cantidad de divisiones celulares que tenemos a nuestras espaldas, por lo que la probabilidad de desarrollos defectuosos de las células aumenta con los años. No obstante, en más de la mitad de los humanos estas células anormales no causan daños, es decir, que no se convierten en peligrosos tumores cancerígenos.

La conclusión es evidente: biológicamente hablando, todos tenemos el riesgo de sufrir cáncer, pero nuestro cuerpo tiene la capacidad, con sus propias fuerzas, de evitar que surja la enfermedad. Sobre todo si ofrecemos las condiciones ideales a las células precancerígenas, estas pueden convertirse en células cancerígenas. Lo cual ocurre si debilitamos la función protectora del cuerpo (nuestro sistema inmunológico), si sobrecargamos el cuerpo con sustancias tóxicas y con hiperacidez, si no curamos las inflamaciones y si no tomamos suficientes sustancias protectoras a través de la alimentación. Siempre que rompemos de algún modo el equilibro natural de nuestro organismo, estamos creando la base para que, en primer lugar, se formen inofensivas células precancerígenas, que después pueden desarrollarse hasta llegar a ser mortales células cancerígenas. Esto suele suceder lentamente, sin aviso previo y sin dolor, al igual que ocurre con muchas enfermedades coronarias. Al principio tampoco notamos la hipertensión, que tan graves daños puede llegar a causar. Y de pronto ahí está la enfermedad. Pero incluso en ese caso podemos, dependiendo del estado de la dolencia, aportar mucho para volver a estar sanos.

Con algunas excepciones, la aparición del cáncer depende en gran medida de nuestros hábitos de vida y nuestra alimentación. Y por ello, estar bien informados es cuanto menos igual de importante que los chequeos preventivos. Se trata de quitar al cáncer el caldo de cultivo y la posibilidad de poner nuestra vida en peligro.

> *Solo si reflexionamos sobre nuestras enfermedades podemos aprender cómo disfrutar de una vida maravillosamente sana.*

Sabidurías de la vida contra el cáncer

Los científicos de todos los países del mundo coinciden en que los hábitos de vida, la nutrición y el riesgo de cáncer están directamente relacionados. Es cierto que existen algunos tipos de cáncer de los que, según nuestros conocimientos actuales, es casi imposible protegerse, pero contra los tipos de cáncer más comunes sí se puede hacer mucho. Con nuestro comportamiento podemos reducir el riesgo de cáncer notablemente, o bien ayudar a nuestro cuerpo a recuperarse lo mejor posible de la enfermedad.

Antes que nada hay que excluir los principales factores de riesgo, los cuales, sin lugar a dudas, son el consumo de tabaco y el abuso del alcohol. Si renunciamos al tabaco y bebemos alcohol moderadamente, no solo desciende considerablemente el riesgo de cáncer de pulmón e hígado, sino también de muchos otros tipos. Seguidamente está el tema del sobrepeso. Por muchos motivos, constituye un factor de riesgo principal del cáncer, sobre todo si el origen es la ausencia de ejercicio físico y una mala alimentación.

Por supuesto, solo deberíamos tomar medicamentos si realmente los necesitamos, siguiendo la antigua regla: tanto como sea necesario, pero lo menos posible. Las medicinas pueden desequilibrar mucho nuestro organismo y provocar funcionamientos anormales que aumentan el riesgo de cáncer. También se puede evitar bastante bien el contacto con sustancias químicas, las cuales están sobre todo en los productos de limpieza y desinfectantes, insecticidas, conservadores de la madera, barnices, sprays e incluso en gran parte de los productos de cosmética. Para reducir los efectos perjudiciales de estas «bombas de química», deberíamos usarlas con moderación o no usarlas en absoluto. No todo lo que huele bien y tiene buen aspecto es saludable.

Si conseguimos limitar en la medida de lo posible los factores de riesgo, entonces perteneceremos al feliz grupo de las personas con una menor probabilidad de padecer cáncer (o de recaer, en el caso de que ya se haya sufrido la enfermedad). Pero podemos hacer bastante más todavía por nuestra salud, por medio de un par de pequeños cambios con efecto protector.

Empecemos con el tema ejercicio físico. Según las estadísticas, las personas activas físicamente sufren con menos frecuencia determinados tipos de cáncer, como por ejemplo el cáncer intestinal, el de mama, el de pulmón y el de próstata. Pero no es únicamente el propio deporte lo que disminuye el riesgo de cáncer, sino su influencia sobre el peso. El sobrepeso es, como ya sabemos, un gran factor de riesgo. La actividad física mantiene nuestro balance energético en equilibrio. Pero todavía puede lograr mucho más. Normaliza la concentración de las hormonas sexuales, el nivel de insulina, mejora las infecciones crónicas y refuerza el sistema inmunológico, todos ellos factores que tienen un papel nada despreciable en la formación del cáncer. De modo que vale la pena estar activo. Lo ideal es por lo menos 3 horas de ejercicio moderado por semana, o bien 3 veces 30 minutos de deporte de resistencia, pero siempre sin sobrecargar el cuerpo. En el caso de que estés debilitado a causa de una enfermedad, o cualquier limitación física, basta con un breve paseo al aire libre varias veces por semana.

Según los conocimientos actuales, no hay diferencia entre la actividad física del trabajo, de las aficiones o del deporte. Lo importante es que, al elegir la actividad, tengamos en cuenta la salud, y que evitemos todo aquello que podría provocarnos problemas en los huesos, los tendones y ligamentos, el sistema cardiovascular o el resto de puntos débiles del cuerpo. No olvides que toda inflamación provocada por una inadecuada práctica de deporte podría alimentar al cáncer. En caso de duda, siempre es recomendable decantarse por los tipos de deporte moderados, como caminar deprisa, ir en bicicleta, bailar, jugar al golf o hacer senderismo. Los deportes como el *footing*, el esquí, el tenis, el balonmano, el fútbol e incluso el aerobic tienen un alto potencial de sobrecarga y lesiones, a menudo debilitan el sistema inmunológico, y provocan hiperacidez y daños crónicos, que nos hacen más vulnerables ante el cáncer. Así que cuidado con la excesiva motivación, ya que a largo plazo te puede perjudicar.

Especialmente en la fase de rehabilitación tras haber padecido un cáncer, es imprescindible mantenerse activo mentalmente y cuidar el alma. Leer y trabajar, en la medida de lo posible, es bueno para la convalecencia. En caso de enfermar, no te abandones y no te permitas dormir más de lo normal. Confronta tus miedos con técnicas de relajación, y mantén una intensa relación con tus amigos y familiares. Haz que tu enfermedad sea más llevadera, disfrutando de buena música o yendo al cine y al teatro. Crea nuevas perspectivas en tu vida, con el fin de recuperar el equilibrio. Vuelve a la normalidad. El bienestar psicológico es fundamental en el proceso de curación.

El estrés negativo, o el miedo constante de enfermar, podrían elevar el riesgo. Ya sabemos que el estrés es capaz de debilitar las defensas del cuerpo y, de ese modo, favorecer las inflamaciones. Pero además el estrés es a menudo el principal causante indirecto de un comportamiento que ha demostrado ser peligroso en cuanto al cáncer, como es el consumo de tabaco y de demasiado alcohol, así como una nutrición insana o irregular. Si bien es cierto que cada persona soporta un nivel de estrés distinto, por el bien de nuestra salud deberíamos tener cuidado de no sobrepasar nuestro límite, ni siquiera de vez en cuando.

...ASIMILAR

- Numerosos casos de cáncer podrían ser evitados con los hábitos de vida correctos y una nutrición saludable.

- Existen muchas posibilidades de sanar totalmente tras haber sufrido un cáncer.

- Tanto para prevenir como para curar: no luchamos contra el mal, sino por el bien.

- No deberíamos permitir que el miedo nos empuje a dejarnos llevar por los rumores y las recomendaciones parciales e infundadas.

- No fumar, poco alcohol y un peso normal reducen notablemente el riesgo de cáncer.

- Un estrés excesivo y, en general, todas las exageraciones, crean el caldo de cultivo para el cáncer.

- Muchas cosas sintéticas, como los medicamentos, los productos químicos de limpieza y la cosmética química pueden elevar el riesgo de cáncer considerablemente.

- La mejor receta contra el cáncer contiene cuatro medicamentos: ejercicio físico regular, esfuerzo mental, alegría de vivir y buena alimentación.

- En la indecisión y la indolencia reside un gran peligro.

> *Si de pronto sucede algo en lo que no creíamos,*
> *lo llamamos milagro.*

Los elixires mágicos contra el cáncer

También en lo relacionado con la nutrición nos atacan con rumores, verdades a medias, noticias sensacionalistas y mensajes atemorizadores. Sería realmente interesante hacer una lista con todos los alimentos que en algún momento han estado bajo sospecha de provocar cáncer, y luego otra lista con lo que nos queda para comer. Probablemente, no mucho. Quizás una zanahoria ecológica o muesli de fruta ecológica con semillas para desayunar. A mediodía verdura con tofu (pero ten cuidado porque el tofu podría contener el venenoso aluminio, un residuo de su proceso de elaboración). Y por la noche ya nos queda poco entre lo que elegir. Lo raro es que nuestros abuelos no sabían casi nada de todos los modernos «descubrimientos» sobre la alimentación y, sin embargo, según las estadísticas, sufrían menos casos de cáncer. Hoy día somos cada vez más longevos, pero lo que realmente debería importarnos es cuánto tiempo nos mantenemos sanos…

Las personas que viven en las zonas de alta longevidad del mundo, que consumen pocos productos elaborados industrialmente (por lo menos hasta ahora) y que por regla general comen de un modo muy variado, demuestran claramente que lo mejor es comer de todo un poco. Justo ahí reside la verdadera sabiduría. Al ignorar o rechazar muchos productos, a nuestro cuerpo le faltan importantes sustancias en la lucha contra el cáncer. Deberíamos confiar más en la naturaleza y en nuestro sentido común, y no dejarnos llevar tanto por la industria y todos sus creativos trucos publicitarios.

Así que, si queremos hacer una lista realmente útil de consejos nutricionales con todo aquello que no deberíamos comer, entonces deben figurar en primer lugar muchos productos elaborados o modificados industrialmente. Entre ellos se encuentran todas las variantes de carne y pescado elaborados por la industria (sobre todo los productos cárnicos embutidos y ahumados), la bollería industrial con grasas trans, las sopas de sobre y lata, los platos precocinados (que están llenos de aditivos artificiales), así como los productos industriales que se conservan durante mucho tiempo, y en realidad todo aquello que a primera vista no nos recuerda a un alimento natural.

Asimismo, normalmente tampoco necesitamos los suplementos dietéticos y los productos vitamínicos fabricados industrialmente y, si los tomamos como mera prevención sin necesitarlos, incluso podrían aumentar el riesgo de cáncer. De modo que pon atención principalmente en disfrutar de una alimentación natural y equilibrada: fruta, verdura, pescado y carne (fresca y en cantidades moderadas), completado con legumbres, cereales y frutos secos. Alrededor de 400 gramos de fruta y verdura al día tienen un efecto protector contra el cáncer de esófago, vejiga, intestino, laringe, pulmón, estómago, boca y faringe. Para protegerse del cáncer intestinal es recomendable no consumir más de 500 gramos por semana de embutidos elaborados industrialmente. Con referencia al alcohol, un consumo exagerado puede elevar el riesgo de cáncer de mama, intestino, laringe, hígado, estómago, boca, faringe y esófago. Las mujeres pueden tomar dos pequeños vasos de cerveza o una copa de vino sin preocuparse. Los hombres incluso el doble.

Naturalmente, al disfrutar de la comida deberíamos prestar atención al peso. Nuestro cuerpo está en forma si tenemos un Índice de Masa Corporal de entre 20 y 25, que se considera el peso normal, dependiendo de la edad. Numerosas calculadoras de IMC (por ejemplo en internet) calculan de un modo muy sencillo tu índice personal, al introducir tu peso actual, tu altura, tu edad y tu sexo. Por cierto, es muy normal que conforme nos hacemos mayores tengamos algo más de peso. Y otro consejo importante: la delgadez severa o, dicho de otro modo, adelgazar en exceso, puede aumentar el riesgo de cáncer, porque entonces el cuerpo carece de las necesarias grasas protectoras, las sustancias antiinflamatorias y los importantes inmunomoduladores.

Es agradable saber que no es necesario hacer grandes renuncias en nuestra alimentación para prevenir el cáncer o durante la convalecencia. Al contrario, lo que nos mantiene sanos es precisamente la variedad. Aunque, dentro de la amplia gama de alimentos, hay un par de productos que desempeñan un papel especial en la prevención y curación del cáncer. Son los alimentos que contienen una cantidad por encima de la media de sustancias antitumorales, o que son capaces de eliminar materias carcinógenas del cuerpo. Entre los elementos anticancerígenos destacan los antioxidantes, los ácidos grasos omega 3, las sustancias amargas y la clorofila de la verdura, el ácido fólico, los flavonoides, la vitamina B, la curcumina y los polisacáridos (un tipo de moléculas de carbohidratos complejos).

Algunas verduras (como el brócoli, el colinabo, el nabo, la col rizada, el repollo blanco, el rábano, los berros, el diente de león, la rúcula y las coles de Bruselas) están llenas de estas sustancias bioactivas que tienen el poder de eliminar los componentes carcinógenos del cuerpo, incluso antes de que los mismos hayan tenido la posibilidad de provocar daños celulares. Y además les hacen la vida imposible a las células ya afectadas. Especialmente las plantas crucíferas (coles) contienen un trío perfecto, compuesto de indoles, sulforafanos y ácidos fénicos, contra las células cancerígenas, sobre todo las del cáncer de intestino, esófago, mama y tiroides. A diferencia de muchas otras verduras, todas las crucíferas son resistentes al calor, por lo que conservan sus saludables propiedades después de cocinarlas.

También la mostaza y el rábano picante son grandes aliados en la prevención del cáncer. Los tomates son recomendables sobre todo por su alto contenido de licopeno (un pigmento vegetal). Un estudio clínico de larga duración ha demostrado que el riesgo de sufrir cáncer de próstata se puede reducir casi un 30% si los hombres toman a diario comidas que contienen tomate. Para aprovecharse plenamente del efecto beneficioso del licopeno, el tomate ha de ser calentado. Por ello, las mejores fuentes de esta sustancia son la salsa y el concentrado de tomate, los tomates asados o cocinados de cualquier modo, y hasta el kétchup.

Dos geniales ayudantes más son el ajo y la cúrcuma. A la alicina que contiene el ajo se le atribuyen propiedades anticarcinógenas, ya que puede adherirse a las células nocivas, penetrar en ellas y destruirlas sin atacar a las células sanas. Los científicos americanos de un centro de investigación del cáncer descubrieron ya en 2003 que inyectar alicina en la sangre de los pacientes con cáncer podría ser un eficaz tratamiento sin efectos secundarios contra las células cancerígenas.

Ya hemos conocido en otros apartados de este libro la milagrosa especia cúrcuma, pero es imprescindible mencionarla aquí de nuevo, ya que es una de las especias anticáncer más destacables. Sobre todo en la India, donde este condimento tiene larga tradición, muchos estudios demuestran que tan solo media cucharadita de cúrcuma al día puede tener una función preventiva contra el cáncer. Un equipo de investigación de Múnich ha podido demostrar asimismo que la cúrcuma, o mejor dicho su componente principal, la curcumina, puede reducir o impedir la formación de metástasis, tanto en el cáncer de mama, como en el de próstata.

Las granadas, las frambuesas, las moras, los arándanos, las cerezas y las fresas contienen poderosos antioxidantes, vitaminas y pigmentos bioactivos. Se cuentan entre las mejores frutas en la lucha contra el cáncer. Numerosos estudios demuestran que no solo refuerzan el sistema inmunológico, sino que además son anticancerígenas, antiinflamatorias y pueden frenar la difusión de las células nocivas (metástasis) en el cuerpo. También las sustancias en la piel del limón son un arma secreta contra muchas clases de cáncer. En diversas pruebas de laboratorio ha podido demostrarse que el consumo de un extracto hecho a base de piel de limón puede lograr que desaparezcan las células cancerígenas, sobre todo en el intestino, el pecho, el pulmón y la próstata. Dicho extracto es fácil de hacer en casa, rallando pieles de limones ecológicos.

También el pescado cumple un papel decisivo en la prevención natural del cáncer. Sobre todo la caballa, el arenque, la sardina, el salmón y el atún son ricos en ácidos grasos omega 3. Las nueces y el aceite de oliva virgen extra son, igualmente, idóneos contra el cáncer. En un estudio español de gran envergadura que se llevó a cabo entre 2003 y 2009 con un grupo de 7.447 personas, se averiguó que el riesgo de cáncer de mama puede reducirse hasta un 66% consumiendo aceite de oliva virgen extra (crudo) regular y abundantemente. Las personas participantes en dicho estudio consumieron hasta un litro de aceite de oliva virgen por semana, pero se llegó a la conclusión de que cuatro cucharadas al día son suficientes. Al parecer, esto es debido a la gran cantidad de polifenoles que contiene el aceite de oliva virgen. Por otro lado, las estadísticas muestran que en los países sudeuropeos, en los cuales se consume mucho aceite de oliva, la cuota de cáncer de mama es más bajo que en los países del norte. Incluso entre las distintas regiones de España se registran diferencias. En las regiones del norte la cuota de cáncer de mama es más elevada que en Andalucía, donde se produce —y probablemente también se consume— la mayor parte del aceite de oliva español. Rico en dichos polifenoles, y por lo tanto muy recomendables, son asimismo el cacao y el chocolate negro.

En la medicina china tradicional se usan algunos hongos con probada eficacia tanto para la prevención como para el tratamiento del cáncer. Como ya hemos mencionado, estas setas también se utilizan en la actual medicina japonesa. Entre ellas, las más importantes para la terapia del cáncer son las setas maitake, agaricus blazei murril (hongo del sol), shii-take, reishi y coriolus (hongo nube). Tienen un efecto antio-xidante y depurador, y contienen las vitaminas B y D, tan importantes en la prevención del cáncer. Pero todavía más interesante es su contenido de polisacáridos. La medicina biológica les atribuye un efecto fortalecedor del sistema in-munológico, a través de la estimulación directa de las células asesinas naturales o fagocitos.

El hongo con la mayor cantidad de polisacáridos es el maitake. Contiene además beta-glucanos, sustancia que apo-ya a las importantes células asesinas de nuestro sistema in-munológico, las cuales tienen la capacidad de descubrir y destruir tumores. Esta seta no solo sirve para prevenir, sino que también es beneficiosa durante el proceso de curación de los más diversos tipos de cáncer, especialmente en el de mama, intestino, pulmón, estómago e hígado. En Japón el hongo maitake incluso está autorizado como medicamento contra el cáncer.

Menos conocido, pero casi igual de útil, es el hongo del sol. En la provincia brasileña de Sao Paulo, de donde es ori-ginario este hongo y se consume regularmente, se registran menos casos de cáncer. Por otro lado, la seta shiitake, que contiene el polisacárido antitumoral llamado letinano, ha sido reconocida en China y en los Estados Unidos —además de en Japón— como medicamento de apoyo en la terapia contra el cáncer.

Los polisacáridos del hongo nube (coriolus), a partir de los cuales también se producen medicamentos contra el cán-cer, tienen un efecto positivo sobre todo en los casos de cáncer de mama y próstata, que en parte son causados por trastornos hormonales. Las setas shiitake y maitake son las más adecuadas para comer en ensaladas o cualquier plato.

No te preocupes si no encuentras todos estos hongos en el supermercado, pues puedes conseguirlos en forma concentrada, como complemento alimenticio, en tiendas especializadas.

Es increíble todo lo que podemos lograr en la lucha contra el cáncer mediante una alimentación sana. Y lo bueno es que no tenemos que renunciar a muchas cosas ricas. El bienestar es fundamental en la terapia contra el cáncer. La abstinencia y el sufrimiento no son bienvenidos, es más, deberíamos luchar con todo el «arsenal» que nos ofrece la naturaleza. Ahora vamos a resumir los elixires mágicos que sin falta han de formar parte de tu dieta alimentaria personal. De este modo, te regalarás una vida sana y feliz, llena de momentos agradables, pues, al fin y al cabo, solo tenemos una. Así que disfrutemos de todos los productos que, además de ser deliciosos, nos ayudan a protegernos contra el cáncer. Tenlos siempre a mano en tu armario de elixires mágicos.

...PROBAR

- **Deliciosa prevención:** Vino tinto y chocolate negro en pequeñas cantidades.
- **El dulce sabor de la salud:** cacao puro en polvo. 2-3 cucharaditas de cacao con leche de vaca, soja o almendra. ¡Riquísimo!
- **Para unas fuertes defensas:** zumo fresco de granada, frambuesa, arándano o cereza.
- **Lo ácido es sano:** piel rallada de limón ecológico. Le da un toque especial a las ensaladas, sopas, salsas y platos de pescado.
- **Sano picante:** ten en tu armario un vaso de mostaza picante y otro de rábano picante, y pruébalo con embutidos y pescados. Verás qué sabores tan interesantes.
- **Aromática arma multitalento:** concentrado de tomate, salsa de tomate, tomates asados. Úsalos todos ellos sin moderación. Y de vez en cuando un poco de kétchup.
- **La mejor prevención:** chucrut y col rizada (fresca o de bote). Colinabo, coles de Bruselas, brócoli y repollo (preferiblemente crudo o al vapor).
- **Fuerza curativa amarilla:** cúrcuma o curry. Delicioso y exótico sabor para platos de wok y guisos.
- **El multitalento:** ajo fresco o seco, o bien el fermentado ajo negro, si quieres evitar el mal aliento. También el extracto de ajo es efectivo.
- **Siempre beneficioso:** atún, caballa, arenque, sardina y salmón. Fresco o en lata, nunca debería faltar en tu cocina.

- **Oro líquido:** toma aceite de oliva generosamente. Lo importante es que sea de alta calidad (virgen extra) y que lo tomes crudo.
- **Poderes increíbles:** las setas shiitake las encontrarás frescas o secas. Otros tipos de hongos anticancerígenos, como reishi y maitake, son más fáciles de conseguir secos o en polvo.
- **Según tu gusto:** con toda esta amplia gama ya puedes crear un par de recetas personales que te protejan contra el cáncer. ¡Qué aproveche!

3

Bienestar

Cuando comenzamos a ver la vida como una caja de sorpresas, nos suceden las cosas más bellas.

1. La vida podría ser tan maravillosa

El modo en que sentimos nuestra vida es siempre cuestión de actitud. En el fondo, son solo cuatro los factores que nos posibilitan estar satisfechos y vivir el día a día con optimismo. Mirándolo bien, el bienestar no es otra cosa que el maridaje del buen humor, la confianza en la vida, un espíritu dinámico y actividades que nos hacen sentir jóvenes. Si logramos convertir el bienestar en nuestro principio vital, tendremos muchas probabilidades de hacernos mayores y mantenernos sanos. Conforme a esta filosofía está concebido este último capítulo.

Vamos a descubrir los secretos del buen humor y los métodos más útiles para evitar el estrés. Seguidamente veremos que todos nosotros podemos llevar una vida libre de miedo y graves preocupaciones. Luego comprobaremos lo importante que es para nuestro bienestar que nuestro cerebro funcione bien. Y, por supuesto, además hablaremos de cómo es posible sentirse joven incluso a una edad avanzada, para no perder nunca la alegría de vivir. Para alcanzar todas esas metas existen sabidurías de la vida y elixires mágicos. Ilusiónate con la idea de poner en práctica este «programa de bienestar»:

- Más optimismo y menos estrés.
- Una vida sin miedo ni preocupaciones.
- Una mente sana y una vida activa.
- Cumplir años y permanecer joven.

En principio, se trata de no tener que volver a decir frases como «la vida podría ser tan bonita», o «¿por qué tiene que pasarme eso precisamente a mí?», y recibir cada nuevo día con alegría, sencillamente porque nos sentimos bien. Claro que hay momentos en la vida en que se nos cae el mundo encima. Si inesperadamente nos ocurren cosas graves, no podemos retroceder en el tiempo, pero podemos preguntarnos si de algún modo nosotros mismos somos responsables de lo que nos ha ocurrido. En caso afirmativo, tenemos la gran oportunidad de aprender algo de lo que nos ha pasado, y cambiar ciertas cosas en nuestra vida. Al fin y al cabo, sabemos que la felicidad y la salud a menudo no son cosa del destino, y que gran parte de lo que nos sucede es la consecuencia de nuestra actitud ante la vida, nuestros hábitos y nuestra alimentación. Siendo así, solo tenemos que aprender a cuidarnos un poco más a nosotros mismos.

Aunque hay cosas en las que no podemos influir. Simplemente, así es la vida. En esos casos, deberíamos estar preparados para sobrellevar dichas desagradables situaciones lo mejor posible. No tiene ningún sentido romperse la cabeza constantemente o demasiado tiempo con algo que no está en nuestra mano. Tanto para nosotros mismos como para nuestros prójimos, es mejor si intentamos aceptar lo que no podemos cambiar y dirigimos nuestra mirada hacia delante. También la superación de las situaciones difíciles es cuestión de actitud. Independientemente de lo duros que sean los golpes del destino, tenemos que luchar por recuperar con la mayor celeridad posible nuestra estabilidad interior, para que podamos continuar nuestro camino con esperanza y confianza. Y en ningún caso debemos permitir que las cosas banales, las insignificantes molestias o el comportamiento de los demás nos arruinen el buen humor.

Es sorprendente con qué naturalidad se ha infiltrado el fenómeno del estrés en nuestra vida cotidiana. Seguro que te suenan frases como «no tengo tiempo, estoy estresado» o «tengo un estrés horrible», ¿verdad? Lo inquietante es que muchas personas creen que no es posible una vida sin estrés. Pero ya hemos visto los daños que el estrés puede provocar en nuestra salud. Así que no deberíamos aceptar el estrés, por lo menos el negativo (las prisas, el apremio de tiempo, la presión en el trabajo, el sentirse sobrecargado...). La mayoría de las veces, somos nosotros mismos quienes nos provocamos el estrés. No es el trabajo, no son los hijos, no son los otros, únicamente somos nosotros quienes permitimos que el estrés se apodere de nuestras vidas. Quizás son nuestras ansias de perfeccionismo, queremos quedar bien con todo el mundo, tememos perdernos algo, damos demasiada importancia a las cosas y nos tomamos tanto a nosotros mismo como a los demás, sobre todo cuando nos critican, demasiado en serio.

A veces buscamos libremente el estrés. Necesitamos la excitación y el sentirnos útiles e importantes, porque si esto nos falta nos sentimos vacíos. Con un poco de habilidad y un par de sencillos trucos y elixires mágicos, que luego describiremos, se puede eliminar el estrés. Y sin duda deberíamos hacerlo, única y exclusivamente por nuestro bienestar y por un futuro sano.

Con demasiada frecuencia nos dejamos dominar por miedos y preocupaciones que convierten nuestra vida en un infierno. Cavilamos, tememos, dudamos, aplazamos... «El mundo actual se ha vuelto tan inseguro», creen muchos. Por todas partes acechan amenazas, enfermedades, golpes del destino, decepciones y peligrosas tentaciones. Es casi increíble todo lo que nos puede pasar.

Nuestra moderna sociedad industrializada contribuye concienzudamente a que no nos sintamos demasiado bien. Pues solo quien tiene miedos y preocupaciones se convierte en víctima del consumo y el marketing. Planes de pensiones, seguros, operaciones estéticas, complementos vitamínicos, productos adelgazantes y antiedad... La lista es interminable. Son muchas las empresas que sacan provecho de nuestros miedos y preocupaciones. Cuando, en realidad, si lo pensamos bien, es muy poco lo que realmente deberíamos temer o sobre lo que deberíamos preocuparnos. Lo mejor sería no permitir que la sociedad nos influencie tanto, y analizar con sentido común si verdaderamente existen motivos para tener tanto miedo. Y si encontramos una razón de peso, todavía podemos reflexionar sobre cómo solucionar el problema. Al observar las cosas de cerca, a menudo nos parecen menos atemorizantes. Como dice el refrán «*el miedo siempre está dispuesto a ver las cosas peor de lo que son*». Muchos casos que tememos nunca llegan a ocurrir. Tan solo con ver con mayor claridad determinados temas, el desasosiego desaparece casi por sí solo. Luego veremos lo sencillo que es deshacerse de los miedos y las preocupaciones para poder sentirnos completamente bien.

Nuestro tercer tema, poder pensar con claridad hasta una edad avanzada, es algo que todo el mundo desea. Sin embargo, corremos un gran peligro de que nuestro cerebro pierda capacidades con la edad, sobre todo con el constante aumento de la esperanza de vida. Nunca es demasiado pronto para comenzar a poner en forma nuestra mente. El cerebro tiene el extraordinario don de mantenerse en forma y productivo hasta una muy avanzada edad, siempre y cuando lo tengamos suficientemente ocupado. Para ello, hay una amplia variedad de métodos y elixires mágicos muy eficaces. Y si nuestra mente está activa, nuestro cuerpo también lo estará. Todo empieza en la cabeza. Incluso si ya no somos unos chiquillos, o en el caso de sufrir alguna enfermedad, siempre es la actividad —tanto mental como física— lo que nos mantiene jóvenes. También hay excelentes recomendaciones para no quedarnos parados, pues «quien se para, se oxida».

Se dice que las personas seguras de sí mismas y que se sienten bien en su propia piel valoran un aspecto físico cuidado, pero no desean tener una belleza postiza y artificial. Sin duda, es agradable si al hacernos mayores conservamos un aspecto saludable y algo más joven que el correspondiente a nuestra edad. Pero que nadie se haga falsas ilusiones, por favor: la juventud eterna solo existe en la publicidad, y la industria antiedad todavía no ha descubierto nada que evite que envejezcamos con el paso del tiempo. Pero eso no quiere decir que no seamos capaces de aplazar el proceso de envejecimiento, en lo relacionado con el aspecto físico. Y para ello no son necesarias las operaciones de estética, el bótox y todos esos carísimos tratamientos de belleza y rejuvenecimiento que existen hoy en día. Pues disponemos de eficaces métodos y elixires mágicos para mejorar el aspecto de nuestro cuerpo, sin química y sin cirujanos de estética. Independientemente de tu edad, nunca es ni demasiado temprano ni demasiado tarde para comenzar tu programa de bienestar personal. Disfruta de las sabidurías y los elixires mágicos de las próximas páginas, para que te sientas bien en cualquier situación de tu vida.

> *La vida es maravillosa; solo hay que mirarla con buenos ojos.*

2. Más optimismo y menos estrés

No necesitamos unas gafas de color rosa para ver el mundo con otros ojos. Con un poco de optimismo ya nos sentimos mucho mejor. Las personas optimistas y con buen humor son muy afortunadas, pues con ello le hacen un gran favor a su salud y además contagian a los demás con su positiva aura. Está demostrado que la gente optimista es menos susceptible de sufrir estrés. Nacer optimista es un maravilloso regalo de la naturaleza. Pero si uno no tiene ese don en los genes o sus circunstancias vitales actuales no son muy alegres que digamos, también hay muchas posibilidades para poder ver las cosas de un modo positivo y mejorar el talante.

Los optimistas son personas con una actitud positiva, alegre y llena de esperanza. Se les encuentra incluso en situaciones extremas en las que muchos otros se desesperan. En el lado opuesto están los pesimistas y los escépticos. El optimista empieza a preocuparse cuando ocurre algo malo, pero no antes, y así se ahorra muchas preocupaciones, tensión y mal humor. El optimista está totalmente convencido de que casi cualquier situación ofrece nuevas oportunidades y posibilidades; piensa en soluciones, y no en problemas; y es capaz, incluso si la vida le golpea duro, de no sobrerreaccionar mientras que está en estado de shock, primero respirar hondo, no reaccionar de inmediato, quizás reflexionar relajadamente tomando una taza de café o té, consultarlo con la almohada y, después, tras haber analizado bien el problema, intentar solucionarlo con confianza en sí mismo. Este método suele ayudarle, pero, por supuesto, hay casos tan graves que hasta los optimistas pierden la esperanza.

Si el optimista consigue mantenerse firme en su positividad, entonces se formula dos preguntas: ¿qué puede pasar en el peor de los casos? y ¿qué es lo que realmente importa ahora? A menudo, al cuestionar esto, incluso los peores temores y las más nefastas noticias pierden peso. Se empieza a sentir alivio, porque se encuentran soluciones, o al menos un camino en la dirección correcta.

Si logramos ver la vida con un poco más de optimismo, lo notaremos palpablemente en nuestro bienestar general y nuestra salud, ya que el buen humor, la confianza en uno mismo y la esperanza nos hacen más resistentes contra las enfermedades y activan la fuerza autocurativa del cuerpo.

Quizás podríamos ser un poco más optimistas si no existiera el estrés: un factor que perturba sumamente nuestro bienestar. Ya sabemos que demasiado estrés perjudica nuestra salud. El sistema inmunológico se vuelve loco, sube la tensión, los riñones y el tejido conjuntivo pueden sufrir negativas alteraciones, por no mencionar la carga emocional. De modo que, el estrés —con frecuencia provocado por la desesperación y la impotencia— ha de desaparecer, pues es un enemigo natural de nuestro bienestar. Hay dos modos de conseguirlo: uno malo y uno bueno.

El método nocivo consiste en beber alcohol, fumar y tomar medicamentos, sobre todo tranquilizantes y somníferos. Con ello, además de no eliminar las causas del problema, arruinamos poco a poco nuestra salud.

Un método mucho mejor es reducir el estrés y la negatividad mediante un par de sencillas medidas capaces de combatir el origen del problema. Pensemos en primer lugar qué es lo que nos hace infelices en estos momentos, nos pone de mal humor o nos provoca estrés. El contestar las siguientes preguntas con calma (sin nada de estrés) nos ayudará a averiguar los motivos del problema y deducir las sabidurías de la vida que nos proporcionarán mayor calidad de vida en el futuro. Todas las preguntas se pueden responder con un simple «sí» o «no»:

- ¿Me preocupo con frecuencia por problemas, incluso antes de que hayan sucedido?
- ¿Ante malas noticias me pongo muy nervioso y suelo reaccionar precipitadamente?

- ¿Tengo que hacerlo todo siempre sin demora y velozmente?
- ¿Me siento obligado a estar constantemente a disposición de los demás?
- ¿Me cuestiono a menudo el sentido de la vida?
- ¿Busco sin parar el reconocimiento, la valoración y los halagos de los demás?
- ¿Tengo un trabajo que no me satisface?
- ¿Me molesta mucho cometer errores?
- ¿Tengo la sensación con frecuencia de ser más bien la víctima que el dueño de la situación?
- ¿Contesto cada mensaje (teléfono, e-mail, Facebook, Whatsapp…) inmediatamente?
- ¿Vivo siendo fiel a las prioridades equivocadas?
- ¿Tengo conflictos personales en mi vida profesional o privada?
- ¿Me siento sobrecargado por mi trabajo o mi familia?
- ¿Me cuesta decir que no, incluso cuando es necesario?
- ¿Me resulta difícil poner en práctica mis buenos propósitos?

Por cada sí que hayas contestado, hay algo que mejorar… Ahora sé sincero. ¿Cuántos «sí» (o la versión suave como: «a menudo», «con frecuencia», «a veces», «no se puede hacer otra cosa») has contestado a las preguntas? No te asustes por el resultado: aunque hayas respondido la mitad o más con un «sí», sería totalmente normal. Lo importante es que te percates de ello, lo reconozcas, y empieces a cambiar alguna que otra cosa en el futuro. Hazlo por tu bienestar personal y por una vida sin estrés.

> *El optimismo y la confianza en ti mismo iluminan mágicamente incluso los momentos más oscuros.*

Sabidurías de la vida para tener más optimismo y menos estrés

Es muy buena señal que te hayas molestado en contestar todas esas preguntas. Al hacerlo, has dado un gran paso hacia el bienestar. Por cada pregunta que hayas respondido con un «sí», habrás reconocido el origen de tu estrés, tu desesperación y tu mal humor, y por fin podrás comenzar a cambiar algo. Eso mismo vamos a hacer ahora. Vamos a ir pregunta por pregunta, reflexionando sobre las soluciones, y deduciendo un par de sabidurías de la vida. ¿Preparado para convertirte en tu propio «mánager del optimismo»?

- Si nos preocupamos a menudo por problemas antes de que estos sucedan, entonces deberíamos tener en cuenta que la mayoría de las cosas que nos preocupan nunca llegan a ocurrir. Y, por el contrario, con frecuencia pasan cosas agradables que no nos esperábamos.

- Las malas noticias, que suelen caernos del cielo como una tormenta, pierden gran parte de su peso si logramos no reaccionar con pánico y de manera precipitada. Primero hay que respirar hondo, y cuando hemos conseguido calmarnos, entonces podemos empezar a reflexionar sobre la solución. Si se trata de un golpe del destino que no podemos cambiar, es importante que aprendamos a aceptar la situación y a sacar lo mejor de ella.

- «La fuerza está en la calma», este refrán no solo es útil en caso de recibir malas noticias, sino también cuando queremos hacerlo todo inmediata y rápidamente. Mejor una cosa detrás de otra que todo al mismo tiempo. Y no es preciso acabarlo todo hoy. Mañana será otro día.

- Solo quien está satisfecho consigo mismo puede ayudar a los demás. Quien, a pesar de estar pasando un mal momento, se siente obligado a estar a disposición de los demás, no se está haciendo ningún favor ni a sí mismo ni a los otros.

- En realidad, no es necesario cuestionarse el sentido de la vida. A menudo, esta pregunta no es más que un acto de desesperación en situaciones extremadamente malas. Si uno se siente realmente bien, rara vez se piensa en ello y simplemente se disfruta, pues el sentido de la vida está en la propia vida. Si algún día podemos decir que mucho de lo que hemos hecho ha sido lo correcto, y que no nos arrepentimos de casi nada, ese es el mayor sentido que la vida nos puede regalar.

- Para alcanzar el bienestar es importante que seamos fieles a nosotros mismos y que creamos en nosotros. Quien necesita demasiado el reconocimiento, la valoración y la aceptación de los demás está tenso, y se le nota. Las personas que realmente están seguras de sí mismas (y no solo lo fingen), y que además se toman la vida con calma, caen mucho mejor a la gente que quienes tienen que alimentarse constantemente de los halagos de los demás.

- Si tenemos un trabajo que no hacemos por vocación sino por comodidad, o decidido por terceros, y que no cumple nuestras expectativas, entonces ya va siendo hora de que pensemos en alternativas. ¿Por qué no atreverse a hacer algo nuevo, o a romper con la rutina, si esta no nos hace felices? ¿Por qué no tomarte un tiempo para reinventarte, o tener una conversación con tu jefe sobre nuevas perspectivas? Plantéate cuántos años de vida laboral te quedan por delante...

- *«Solo quien se toma la libertad de cometer errores conserva el buen humor y es recompensado con felicidad»*, dice un antiguo refrán indio. Para nuestro bienestar, nunca deberíamos exigirnos ser perfectos. En primer lugar, ni lo conseguimos, ni lo soportamos. En segundo lugar, nos hace estar permanentemente estresados. Y en tercer lugar, nos roba tiempo para pensar en las cosas bellas de la vida.

- No deberíamos dejarnos llevar por los demás, ni en el trabajo ni en el tiempo libre. Si otros toman el control de nuestras actividades, nos convertimos en sus víctimas o marionetas, y ellos mueven los hilos.

- Deberíamos desterrar de nuestra vida la necesidad de estar presentes y disponibles constantemente. No tenemos que reaccionar siempre inmediatamente cuando recibimos mensajes. También los mejores amigos han de comprender que de vez en cuando tienen que esperar. Es mejor contestar más tarde, cuando realmente nos venga bien y estemos de buen humor. Y si somos realistas: ¿qué probabilidad existe de que perdamos una importante llamada si dejamos apagado el móvil alguna vez, de que nos echen del trabajo solo por cometer un error, de que no cumplamos un plazo y nos multen por ello enseguida? ¿Qué probabilidad existe de que perdamos un amigo solo por no contestar un email o un whatsapp? E incluso si ello llegara a suceder, ¿quién dice que no sea posible encontrar una solución, o que no podamos vivir con ello sin problemas?

- Es muy importante para disfrutar de una vida satisfactoria tener las prioridades correctas. Si queremos ascender una montaña para después poder disfrutar de las vistas desde la cima, nos ocupamos de tener la vestimenta adecuada y unas buenas botas de senderismo, así como de buscar el camino en el mapa para no perdernos. Durante la caminata, no se nos ocurre distraernos con miles de cosas. Queremos llegar sanos y salvos. Y después, al llegar a la cumbre, somos recompensados con una sensación maravillosa. Si aplicamos esto a todas las situaciones de la vida, disfrutaremos de muchos pequeños éxitos, y con cada uno de ellos recargaremos fuerzas para dedicarnos luego a nuevas prioridades. Tenemos que concentrarnos en una meta y no permitir que ninguna molestia nos impida alcanzarla. Sienta tan bien saber qué se quiere en la vida.

- Los conflictos personales pueden provocarnos mucho estrés o quitarnos el buen humor. Todo el mundo los tiene. Con colegas del trabajo, con socios y en la vida privada. Para superarlos, hay una efectiva solución: la «comunicación activa». La investigación sobre los conflictos interpersonales ha demostrado que 8 de 10 situaciones críticas pueden ser solucionadas con este método. Aun si te parece casi imposible mantener una conversación con la persona con la que tienes el problema, merece la pena intentarlo. Podría salir bien si respetas un par de reglas: tómate exactamente 30 minutos para la conversación. Crea un ambiente tranquilo y relajado. Evita consecuentemente todos los temas que no estén directamente relacionados con el problema. La meta de la conversación ha de ser escuchar al otro y tratar de comprenderle. Cada uno de los interlocutores puede hablar 15 minutos, y ha de comenzar explicándole al otro lo que este debería saber sobre él y los motivos que le han empujado a actuar de un determinado modo. El que habla le pregunta de vez en cuando al que escucha si ha malinterpretado algo (pues una malinterpretación podría ser el origen del conflicto). La conversación ha de servir para entender la opinión y los sentimientos del otro. Los reproches y los comentarios cínicos han de ser tabú para ambas partes. 15 minutos por persona son suficientes para decir lo más importante, sin dar vueltas innecesarias que solo complican la situación. Está demostrado que después empezamos a repetirnos. Por ello, tras 30 minutos tenemos que finalizar esta conversación. Y, seguidamente, cada uno reflexiona sobre el tema, y se esfuerza en cambiar su opinión, sus prejuicios y su actitud para con la persona en cuestión. Con un poco de comprensión y buena voluntad, casi cualquier conflicto se puede solucionar.

- Si nos sentimos sobrecargados por el trabajo o la familia, debemos aprender a soltar lastre. Quien siempre quiere acudir a todo y hacerlo todo a la vez, acaba agobiado, agotado y malhumorado. Lo da todo, y sin embargo nunca está satisfecho. Una sabiduría asiática afirma al respecto con gran acierto: «*los dioses terrenales suelen estar estresados*». A veces, menos es más. Y rara vez se te recompensará el que te sacrifiques tanto. Al contrario, la gente a menudo se aprovechará de tu bondad, hasta que un día, totalmente extenuado y decepcionado, te rendirás. Cada uno de nosotros tiene un límite, que no deberíamos sobrepasar.

- Aprende a decir «no», cuando quieres decir «no». Ninguna buena persona de este mundo se enfadará contigo si no cumples todos sus deseos. Es más, incluso será positivo para la relación, pues tu gente sabrá qué pueden esperar de ti. Ante cada decisión, piensa si realmente lo deseas, o no. Y si dices que «sí», debería ser por convicción propia y de corazón.

- Y, por último, tenemos el tema de los buenos propósitos. A todos nosotros nos ha pasado: nos proponemos hacer un montón de cosas, estamos convencidos de que lo conseguiremos, y de pronto nuestras fantásticas ideas estallan en el aire como pompas de jabón. La bicicleta nueva se queda olvidada en el trastero, dejamos a medias el curso de idiomas, aplazamos una vez más el viaje que tanta ilusión nos hace, no compramos ese libro tan interesante que llevamos tiempo queriendo leer, seguimos perdiendo demasiado tiempo en internet o chateando con el móvil... El resultado: nos sentimos mal porque, de nuevo, no hemos alcanzado nuestra meta. Es más fácil realizar los buenos propósitos si aplicamos tres reglas. En primer lugar deberíamos comprobar si ese propósito encaja con nosotros. Por ejemplo: ¿debe tener el deporte un papel importante en nuestra vida, o más bien somos ese tipo de persona más bien intelectual, o la que es feliz disfrutando de los placeres de la vida? ¿Ir al teatro o al ballet es algo que nos hace felices, o preferimos mucho más ir al cine? ¿Realmente necesitamos aprender un nuevo idioma? ¿Tenemos que proponernos ya algo nuevo, antes de haber alcanzado la meta anterior? Lo mejor es que empecemos «planteándonos el propósito de no plantearnos desagradables buenos propósitos». Si, no obstante, estamos convencidos de querer hacer algo, es importante, en segundo lugar, elegir el momento adecuado. No deberíamos comenzar a hacer *footing* en pleno invierno, cuando los días son fríos y oscuros —si vivimos en una región del norte—, o en pleno verano, cuando el sol y el calor nos asfixian —si vivimos en una región del sur—, pues seguro que no es muy motivador. Además, ¿quién dice que el 1 de enero sea siempre el momento idóneo para comenzar con los buenos propósitos? Es mejor empezar cuando las condiciones para llevar a cabo nuestros planes sean óptimas. Y, en tercer lugar, de ningún modo es aconsejable hacer demasiadas cosas a la vez. Mejor una cosa detrás de otra, y no marcarse metas demasiado altas. Los pequeños éxitos nos motivan y animan a continuar.

El bienestar y el buen humor dependen en buena parte de si manejamos conscientemente nuestro cuerpo, nuestros deseos, nuestras metas, aspiraciones y capacidades. No somos perfectos. No podemos satisfacer siempre a todo el mundo. Y disponemos de un tiempo limitado. Si no logramos cuidarnos a nosotros mismos, otros se ocuparán de que nos preocupemos de su bienestar.

De modo que lo esencial para nuestro bienestar es reflexionar sobre cuánta energía queremos invertir en qué temas en el futuro. Deberíamos decidir qué es lo que verdaderamente cuenta en nuestra vida cotidiana, y distanciarnos de las cosas insignificantes, así como del perfeccionismo. Todo lo que hacemos deberíamos hacerlo de buena gana y por convicción propia. Realmente es factible, y un par de simples sabidurías de la vida nos echarán una mano.

...ASIMILAR

- Nada puede molestarnos, si no lo permitimos.
- La calidad de vida es la libertad de decidir por uno mismo qué es lo mejor para ti.
- El estrés no se tiene, se lo provoca uno a sí mismo.
- Solo cuando nos permitimos un momento de calma, vemos con claridad lo bufonesca que es la ajetreada vida que llevamos.
- No tenemos demasiado poco tiempo, sino demasiado tiempo del que no sacamos provecho.
- Las preocupaciones rigen nuestra vida hasta que nosotros las vencemos, o ellas acaban hundiéndonos.
- Hay cosas más importantes en la vida que acelerar continuamente.
- Deberíamos apreciar más lo que tenemos que lo que nos falta.
- Todas las ataduras con las que nos encadenamos nos provocan estrés.
- Hay dos palabras mágicas para tener mayor calidad de vida: «¿por qué?» y «no».
- Los conflictos solo se solucionan hablando sobre ellos.
- Únicamente son buenas las actividades a las que les vemos sentido.
- Suele suceder aquello en lo que creemos, y no aquello que forzamos.
- Los buenos propósitos tienen mejores perspectivas de éxi-

to si encajan con nosotros, si el momento es el adecuado y si son realistas.

- Si averiguamos qué es lo realmente importante para nosotros en la vida, nos sentiremos bien.

> En el restaurante «Buen Humor»,
> los platos son mágicos.

Elixires mágicos para tener más optimismo y menos estrés

Quien hasta ahora ha vivido con muchas preocupaciones, estrés y hasta mal humor, no puede cambiar todo eso de la noche a la mañana. Con las sabidurías de la vida descritas, ya tenemos una buena base; no obstante, el cambio, como todo en la vida, requiere su tiempo. El cuerpo se recupera lentamente de las sobrecargas y los sentimientos negativos, pero lo puede conseguir. Si nos torturamos haciendo cosas que no deseamos hacer, si no nos encontramos bien emocionalmente, eso puede provocar dolor de cabeza, depresión, hipertensión, un aumento del colesterol, problemas digestivos… Por ello, el primer paso importante en el camino hacia el bienestar es cambiar el modo de pensar o la actitud.

En este proceso nos ayudan los elixires mágicos que proporcionan al cuerpo sustancias especiales que lo hacen más resistente, entre otras cosas, al evitar una sobreproducción de hormonas del estrés. Otros elixires mágicos nos ayudan a ganar la paz interior necesaria para poder reflexionar sobre lo que queremos cambiar. Y, en el mejor de los casos, incluso nos regalan una dosis de alegría, ánimo y buen humor. Junto con las sabidurías, es una buena mezcla para reencontrarnos a nosotros mismos en estos agitados tiempos que corren.

No debemos aceptar por más tiempo el pesimismo y el estrés en nuestra vida. De lo contrario martirizaremos nuestro cuerpo, al destruir importantes sustancias y quedar descuidado el proceso regenerativo. La musculatura se reduce y los huesos pierden calcio, el cual no es suministrado suficientemente. Por ello, nuestra alimentación es un factor fundamental de apoyo de nuestro bienestar.

En caso de un estrés extremo, es aconsejable reducir los llamados «carbohidratos simples», como por ejemplo el azúcar refinado, los productos industriales elaborados con harina blanca o el arroz no integral. Estos alimentos aceleran el nocivo efecto recién descrito. Haciendo un símil con el mundo de las plantas, podríamos decir que si la tierra está yerma, hay que usar el fertilizante adecuado. Lo que necesita nuestro cuerpo cuando está extenuado son carbohidratos complejos, así como vitaminas y minerales que lo hacen resistente al estrés. Entre ellos se encuentran —aparte de muchos tipos de verdura, el pescado y la carne de ave— los brotes de soja, el germen de trigo, las chufas y las castañas.

La mejor alimentación para los nervios, en caso de sufrir estrés, son también las energéticas semillas de amaranto y quinoa, con su idónea combinación de calcio, magnesio, hierro, proteínas y hasta triptófano, la sustancia a partir de la cual el cuerpo produce la hormona del buen humor llamada serotonina. Si ahora se te ocurre tomar un concentrado de calcio, con el fin de reducir, por ejemplo, la osteoporosis causada por el estrés, por favor, hazlo solo si tu nivel de magnesio es el correcto. Ya que si se produce una excesiva desproporción de calcio en el cuerpo, su efecto se vuelve negativo, al provocar el desgaste de los huesos y la arteriosclerosis.

El magnesio es además muy importante para tener buenos nervios y un cerebro sano. Para que nuestros estresados nervios se regeneren con celeridad, necesitamos vitaminas del grupo B, sobre todo, las vitaminas B1, B6, B9 (ácido fólico) y B12. Numerosos estudios demuestran que una cantidad suficiente de este complejo vitamínico reduce los efectos negativos del estrés —como el agotamiento, la depresión y el mal humor— a la vez que eleva considerablemente la resistencia contra el estrés, ya en pocas semanas.

También la vitamina D desempeña un papel importante en la lucha contra el estrés. Influye positivamente en la asimilación del calcio y ayuda a evitar el insomnio y los problemas de concentración provocados por el estrés. Normalmente, con 30 minutos de luz solar al día y una alimentación equilibrada, el cuerpo es capaz de producir suficiente vitamina D. Pero cuando estamos estresados, esta vitamina no llega a hacer su efecto, ya que la hormona del estrés cortisona impide su asimilación. De modo que, en épocas de mucho estrés, tenemos que aumentar la ingesta de vitamina D, a través de la nutrición adecuada. De lo contrario nos amenazan la fatiga, y la falta de ánimo y energía.

Un suministro suficiente de estas vitaminas antiestrés se puede alcanzar comiendo pistachos, salvado y germen de trigo, copos de avena, frutos secos, lentejas, algunos tipos de queso, como el camembert, gouda y parmesano, así como pescado azul. También los dátiles, así como la nuez moscada y la canela de Ceilán, son buenos «aceleradores del buen humor». Estas dos especias tienen incluso un efecto euforizante, lo cual parecía saber Hildegard von Bingen, una monja conocida en Alemania por sus artes curativas, que las usaba para hacer sus pastas navideñas. Con harina integral, mucha nuez moscada y canela, eran una especialidad muy apreciada, sobre todo en los oscuros días de invierno, por su mágica capacidad de levantar el ánimo. La tradición de usar estas especias en la época de Adviento se ha conservado hasta nuestros días, según vemos, por buenos motivos.

Si incluyes estos productos con regularidad en tu dieta diaria, tendrás un estupendo «cóctel energético» contra el estrés y para mejorar tu estado de ánimo.

...PROBAR

- **Energética «nutrición-libre-de-estrés»:** arroz integral, lentejas y habas de soja. Tenlo siempre en tu armario para comerlo con regularidad.
- **Ensalada antiestrés:** brotes de soja y de trigo, tanto frescos como en bote. Quedan estupendamente en las ensaladas y los platos fríos.
- **Contra los bajones de ánimo en invierno:** las castañas se pueden almacenar bien y son fáciles de preparar, hasta en el microondas.

- **La «almendra del bienestar»:** chufa seca o molida. La chufa seca hay que remojarla en agua o leche 3-4 horas antes de comerla. La harina o los copos de chufa son ideales para hacer repostería, con muesli y también para ensaladas, sopas y salsas.

- **El desayuno antiestrés:** para empezar el día con alegría. No olvides añadir siempre una cucharada de germen de trigo y copos de avena a tu muesli.

- **El cereal energético de los incas:** granos de amaranto. Hay que cocerlos brevemente, y dejarlos reposar a fuego lento unos 25 minutos. Es ideal para acompañar platos de verduras rehogadas, gratinados y ensaladas, así como para rellenar pimientos o berenjenas.

- **Sano y reforzante:** la quinoa, conocida desde hace 6.000 años, complementa estupendamente nuestras provisiones antiestrés. Solo hay que cocerla unos 15 minutos, y listo. Queda muy bien con setas, espinacas, ensaladas y gratinados de verdura. También está deliciosa simplemente rehogada en la sartén con un poco de aceite.

- **Queso feliz:** parmesano, camembert y gouda, solos o acompañando platos de pasta, arroz, setas y ensaladas.

- **Pescado que levanta el ánimo:** come un poco más de pescado azul (atún, salmón, sardina y caballa) y tu vida será un poco más de color rosa.

- **Picotear buen humor:** quítate el estrés picoteando deliciosos frutos secos mezclados (especialmente pistachos y cacahuetes), así como dátiles secos.

- **El aroma de la alegría:** la nuez moscada y la canela de Ceilán mejoran el ánimo, y no solo por su fino aroma. Consume ambas especias en cantidades moderadas.

- **Galletas de la felicidad:** para unas 40 «galletas felices» necesitas: 80 gramos de mantequilla, 1 huevo, 120 gramos de azúcar de caña, 160 gramos de harina de espelta integral, 120 gramos de harina de chufa, 1 cucharadita de canela de Ceilán, 1 cucharadita de nuez moscada molida, piel de limón rallada, levadura en polvo.

> *El miedo a veces es como la magia:*
> *vemos algo que no existe.*

3. Una vida sin miedo

El miedo es un sentimiento necesario en la vida, pues nos ayuda a reconocer los peligros y reaccionar en consecuencia. El miedo aumenta la atención, nos hace tomar las medidas necesarias para protegernos y nos proporciona energía. Cuando sentimos miedo, independientemente de si es justificado o no, nuestro cuerpo produce hormonas de estrés, aumenta la presión sanguínea, se sufre taquicardia, la musculatura se tensa, y crece la actividad cerebral. Tan pronto como el pánico desaparece, se desvanecen estos síntomas rápidamente. A nuestros antepasados el miedo les salvaba la vida con frecuencia, y por eso esta sensación ha quedado firmemente grabada en nuestro cerebro hasta nuestros días. Como en nuestra sociedad moderna ya no hay animales salvajes que nos podrían devorar, son muchas otras cosas las que nos producen temor. Por ejemplo, la preocupación por el dinero, el puesto de trabajo, la salud y los seres queridos. Nos atemorizan los exámenes, ha-

blar en público, nuevas actividades, el fracaso, el ser abandonados, la edad, el dentista y hasta las inofensivas arañas. Incluso
el conducir un coche y el volar en avión pueden provocar pánico en personas que normalmente son bastante valientes.

Los miedos suelen ser totalmente infundados, excepto
en los casos en que la ansiedad se desencadena por causas
físicas (por ejemplo, una enfermedad coronaria, un trastorno de la tiroides, insomnio o estrés crónico). Nuestro cuerpo
solo quiere usar un instinto que posee desde hace siglos, y
busca una válvula de escape.

En cada ser humano, el nivel del miedo, y su forma de
manifestarse, es distinto. Debido a que el desasosiego, si no
tiene un fundamento real, puede desembocar en variados
trastornos de salud, es aconsejable investigar las causas y
cuestionarnos de qué y por qué sentimos temor. Es bastante sencillo si clasificamos el miedo en 6 categorías: pobreza,
enfermedad, fracaso personal, ser abandonado, rechazo y
muerte. Solo si sabemos qué clase de turbación sufrimos,
podremos reflexionar sobre si tiene fundamento o no, y si
no lo tiene, luchar contra ello.

Todos podemos llevar una vida en su mayor parte libre
de miedo, y casi siempre es posible conseguirlo sin medicamentos con perjudiciales efectos secundarios. Antes de hablar de las posibilidades que tenemos para luchar contra
nuestros temores, quisiera explicar las 6 categorías.

El miedo a la pobreza no es otra cosa que nuestra alta
valoración de la posesión, de los bienes materiales o los símbolos del estatus social. Creemos que no podemos vivir sin
determinados bienes y, cuanto más tenemos, más podemos
perder. El pánico permanente a sufrir una vicisitud que nos

robe el bienestar económico puede llegar a convertirse en algo crónico.

El miedo a las enfermedades también está muy extendido, y a menudo adquiere dimensiones insospechadas. Relacionamos la enfermedad con la incapacidad, las limitaciones y la pérdida de poder. La mera imaginación de que eso ocurra nos aterroriza. Cuanto más dedicamos nuestra vida al trabajo, y más aplazamos al futuro nuestros planes personales, más pronunciado es este pavor.

El fracaso personal es para muchas personas otro desencadenante del miedo. Mirándolo bien, este tipo de temor no se debe únicamente a que no logremos alcanzar nuestras metas o no cumplamos un deseo, sino que en muchos casos el motivo real es que nos avergonzamos de que los demás piensen que somos unos fracasados.

A muchas personas les produce pánico pensar que podrían perder un ser querido o que les abandonen. Lo sienten como una amenaza interior, pues no se pueden ni imaginar vivir sin esa persona. Nos hemos creado una dependencia de algo de cuya constancia no tenemos ninguna garantía. Y eso da mucho miedo.

Asimismo, el temor al rechazo puede provocar ataques de ansiedad, por ejemplo ante entrevistas laborales, reuniones con los superiores, discursos, trabajando cara al público o en la búsqueda de pareja o de nuevos amigos.

El terror a la muerte es sin duda el arquetipo de todos los miedos, nuestro destino irreversible, al que todos tendremos que enfrentarnos algún día. Ese miedo es el que hizo nacer las religiones, y que se desarrollaran filosofías. Como no tenemos más remedio que aceptar que moriremos, este temor no se basa exactamente en la muerte en sí misma, sino más bien en el hecho de que podría llegarnos la hora demasiado pronto, y no vivir muchas de las cosas que hubiéramos deseado hacer. Y quizás sentimos pavor al pensar que tal vez nos tocará sufrir demasiado en nuestros últimos días de vida.

Todos estos miedos pueden ser evitados cambiando nuestra actitud ante la vida y usando un par de «trucos psicológicos». Todo está en la mente. Por ello, una vez más, las adecuadas sabidurías de la vida te mostrarán el camino. Con las siguientes recomendaciones, el miedo dejará de tener un papel decisivo en tu vida. Un punto a favor del bienestar.

> *Hay gente que no tiene miedo,*
> *y no es por arte de magia.*

Sabidurías para vencer el miedo

La pobreza, las enfermedades, el fracaso personal, ser abandonado, el rechazo y la muerte: resumiendo, esos son nuestros miedos. Una satisfecha y feliz señora, que a sus 95 años pasaba revista a su agitada vida, en una ocasión me dijo la siguiente frase: «*de entre todas las preocupaciones que tenemos, la mayoría nunca llegan a realizarse*». En este contexto es aplicable la afirmación del famoso poeta alemán Wilhelm Busch: «*en los miedos suceden cosas que en realidad no tienen lugar*».

Ya los primeros capítulos de este libro han mostrado que en realidad no deberíamos temer casi nada, pues basta con entender lo que nos sucede y actuar en consecuencia. Y lo mismo pasa con el miedo. Solo si entendemos nuestros recelos podemos luchar contra ellos.

Si tememos la pobreza, deberíamos preguntarnos cuáles de las muchas cosas que poseemos hoy día son absolutamente imprescindibles. Seguramente muy pocas. El resto, en realidad, no son más que accesorios, quizás es agradable tenerlos, pero no son tan importantes como para que nuestra felicidad o nuestro destino dependa de ellos. Ahora nos podemos imaginar lo que podría pasar si ya no tuviéramos estas cosas insignificantes. ¿Realmente sería tan grave como para tener un miedo constante de perderlas? Y además deberíamos recordarnos que, si bien podemos perder cosas, al mismo tiempo tenemos la capacidad de crear o conseguir otras.

Solo si el sentido de nuestra vida es coleccionar objetos, posesiones y riqueza, entonces sí deberíamos temer que el destino nos juegue una mala pasada. En Hong Kong se suele decir: «*el hombre con el reloj más caro es el que más miedo tiene de que se lo roben*». En el caso de que te hayas sentido aludido, te recomiendo que te atrevas a hacer una nueva experiencia. Lo único que necesitas para llevarla a cabo son ganas de viajar, 3 semanas de vacaciones, una pequeña maleta y un poco de valor. Elige una región o un país que te guste, en el que se viva de un modo más bien modesto, sin grandes lujos. Planifica solo el viaje de ida y vuelta (en tren o avión, dependiendo de la distancia). Cuando llegues, usa solo los medios de transporte públicos para ir, con tu ligera maleta en la que no llevas más que lo absolutamente necesario, a los lugares que hayas elegido. Y en ellos pernoctas en casas particulares o pensiones muy sencillas, prescindiendo de todo lujo. Busca el contacto con los humildes lugareños y deja que te contagien su alegría vivir. Te sorprenderá comprobar qué poco se necesita para ser feliz. Una inolvidable vivencia como esa ha liberado ya a mucha gente del absurdo miedo existencial que nos provoca a muchos la materialista sociedad moderna en la que vivimos.

Cuando son las enfermedades lo que tememos, lo que hay detrás es el miedo a dejar de ser nosotros mismos, a que la enfermedad nos bloquee, nos limite, nos robe el tiempo y las ganas de hacer cosas, a no ser capaces de hacer lo que deseamos. Pero, seamos sinceros: ¿acaso no nos limitamos, aun sin estar enfermos, casi a diario? ¿De verdad comemos siempre y a cualquier hora lo que nos apetece? ¿Podemos hacer deporte de manera ilimitada? ¿Estamos activos constantemente? Naturalmente, no. El temor a las enfermedades no es otra cosa que la propia incapacidad de aceptar nuestras limitaciones y debilidades. Cuanto antes lo tengamos claro y aprendamos a vivir con nuestras imperfecciones, más rápido perderemos el exagerado pavor a nuestros achaques.

«Deberías avergonzarte» o *«eso no se hace»*, estas frases nos persiguen desde la infancia y nos marcan durante toda la vida. Tenemos miedo al fracaso, a pasar vergüenza, al desprecio. Permitimos que sean los demás quienes deciden qué hacemos bien y qué hacemos mal. Para evitar ese temor, debemos reconocer que el fracaso, el equivocarse, el no cumplir las exigencias o las expectativas, es absolutamente inevi-

table en una vida normal. Míralo desde el lado positivo: esas experiencias nos hacen más fuertes y son una parte importante de nuestro desarrollo personal.

El horror que nos produce ser abandonados nace, sencillamente, del hecho de que una persona te da mucho de lo que tú necesitas para vivir, lo cual te hace la vida más agradable o feliz, satisface tu necesidad de amor y seguridad, y te protege de la soledad. El miedo de perder precisamente a esa persona se basa, al fin y al cabo, en que crees que si la pierdes no se verán satisfechas esas necesidades. Es decir: nos hemos creado dependencia. Y solo podemos liberarnos de ella ampliando el círculo de personas que nos aportan algo positivo. Además, deberíamos buscar la felicidad y el bienestar en una amplia gama de cosas, actividades y lugares, y extraer de ellas el amor, la seguridad, el reconocimiento, la alegría… Entonces, si algún día sufrimos una pérdida personal, por supuesto será doloroso, pero no tenemos que vivir siempre con ese pánico, pues sabemos que una gran «red de seguridad» amortiguará nuestra caída.

También el miedo al rechazo nos puede bloquear de lo lindo. Pero, ¿por qué llevamos tan mal eso de que nos rechacen, aunque nos haya pasado más de una vez? En primer lugar, no podemos ser siempre el número uno en todo lo que hacemos. Y en segundo lugar, el rechazo —sea en una entrevista de trabajo, un negocio, un ligue o cualquier situación— suele basarse en una apreciación subjetiva del otro (a no ser, claro está, que con nuestro comportamiento le demos razones de peso para rechazarnos). No obstante, eso no significa que no seamos válidos, y que tengamos que perder la seguridad en nosotros mismos. ¿Quién dice que la persona que nos rechaza no se esté equivocando al hacerlo? El rechazo solo se basa en las expectativas, los gustos o las preferencias del otro, lo cual la mayoría de las veces no tiene nada que ver con nosotros como persona, y por ello no debería preocuparnos tanto.

Y, por último, nos queda el miedo a la muerte. Como ya hemos descrito, se trata, mirándolo bien, del terror a que la muerte pueda llegar demasiado pronto, sin habernos dado tiempo de disfrutar de la vida en toda su plenitud. El filósofo romano Marco Aurelio dijo: «*no hay que temer a la muerte, sino a no haber empezado nunca a vivir*». En lugar de tener miedo a la muerte, sería mucho más inteligente empezar ya mismo a vivir la vida, a cumplir nuestros deseos, anhelos y sueños. Cuanto más lo aplacemos al futuro, mayor será el temor de no vivirlo nunca.

El miedo a la muerte, y todos los demás temores grandes y pequeños, se vencen viviendo. Así que no tengas miedo del miedo. No permitas que pueda contigo. Y por si alguna vez sufres un ataque de pánico, aquí tienes algunas «técnicas de distracción» que han demostrado ser efectivas:

- Lávate la cara con agua fría. Esto provoca el llamado reflejo de inmersión, consistente en que el cerebro envía al cuerpo el mensaje de que tiene que echar el freno.
- Repítete a ti mismo: «esto no me afecta». Al hacerlo, le quitarás fuerza al ataque de pánico.
- Mírate al espejo.
- No te sientes, mantente en movimiento.

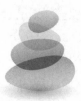

...ASIMILAR

- Nuestros miedos nacen sobre todo en la mente, pero a veces son síntoma de alguna enfermedad.
- El 90% de los miedos son infundados y tienen muy poco que ver con la realidad.
- Nada en la vida nos provoca más ansiedad que las necesidades de: sentirnos importantes, tener el reconocimiento de los demás, ser amados, estar sanos y alcanzar una edad avanzada.
- Cuanto más nos acerquemos a las causas, más se alejará el miedo.
- El miedo surge con frecuencia cuando no se sabe lo que se quiere, pues el temor no es otra cosa que el tormento de la incertidumbre.
- Casi todos los miedos desaparecen al enfrentarnos a ellos.
- No deberíamos asustarnos, pues en caso de emergencia siempre somos capaces de mucho más de lo que pensábamos.
- Los pequeños y grandes temores se combaten viviendo.
- Para evitar el miedo: vive tu vida, no te crees dependencias y libérate de falsos ideales.
- Si nos ataca el pánico, tenemos que fortalecernos pensando en nuestros éxitos y en todas las dificultades que ya hemos superado.
- Ante un ataque de ansiedad, son muy útiles determinadas «técnicas de distracción».

*La mágica fuerza de la alimentación puede incluso
hacer desaparecer los miedos.*

Elixires mágicos contra el miedo

La mayoría de nuestros miedos desaparecen con un cambio en nuestra actitud hacia nosotros mismos, los demás y la vida. Podemos conseguirlo con nuestras propias fuerzas, llevando a la práctica los anteriores consejos y sabidurías de la vida, o con el apoyo de un terapeuta. Y, por supuesto, nuestra alimentación puede contribuir a superar el estado de ansiedad.

También contra el miedo hay algún que otro remedio casero. Vamos a sacar partido de las armas de la naturaleza. Para comenzar, es importante evitar la carencia de neurotransmisores. Son sustancias mensajeras con una función central relacionada con nuestros sentimientos, pensamientos y acciones. Entre estas sustancias se encuentran la serotonina, la dopamina y el multitalento acetilcolina. Su déficit, que puede originarse fácilmente con nuestra moderna nutrición, podría ocasionar un estado de ansiedad. Irónicamente, podríamos decir que «la comida basura da miedo».

Por regla general es recomendable una alimentación compuesta por proteínas de alta calidad, como las que contienen el tofu, el queso fresco y el pescado, así como carbohidratos naturales, como los de los productos integrales y la verdura. Las personas que sufren miedos crónicos deberían cubrir sus necesidades de azúcar sobre todo con fruta y miel, en lugar de azúcar refinada. Recuerda lo que dijimos al tratar los temas de la depresión y la felicidad. Todo lo allí recomendado tiene resultados positivos en los estados de angustia.

Pero vamos a completarlo con un par de elixires mágicos específicos contra el miedo. En la medicina ayurveda se utiliza la raíz de ashwagandha (también llamada withania somnifera) para aliviar los estados de ansiedad. Favorece la calma interior y el equilibrio emocional. Los estudios científicos demuestran que la ashwagandha es, en muchos casos, igual de efectiva que los ansiolíticos. Especialmente beneficioso es el extracto de hierbas «ashwagandha arishta», un licor fermentado de forma natural, con 6% de alcohol. Pero también se puede conseguir el extracto de ashwagandha en polvo o en pastillas. Por cierto, esta «hierba mágica» tiene muchas otras propiedades, de las que hablaremos al tratar el tema antiedad.

También tiene un efecto relajante la levadura de cerveza. Los copos de levadura de cerveza en el muesli o en el yogur son un estupendo suplemento nutricional. Y si añadimos semillas de girasol y anacardos a nuestros «cócteles de frutos secos», ya aludidos en otros capítulos, poco a poco le diremos adiós al miedo.

Muy apropiado para prevenir los estados de ansiedad y los ataques de pánico son los productos ricos en glicina. Esta sustancia mejora la calidad del sueño, reduce el cansancio durante el día y evita la liberación de noradrenalina, la cual puede ser el origen de la ansiedad. La cantidad más elevada de glicina la tienen los cacahuetes, las habas de soja y las gambas.

Un fantástico remedio casero es la infusión de valeriana, menta y lúpulo. Y también la «hierba de San Juan» es conocida desde la antigüedad por su positivo efecto contra los estados de ansiedad. En aquel entonces se le atribuían incluso poderes contra los demonios. Hoy día es una hierba medicinal muy apreciada contra el nerviosismo, el desasosiego y el miedo. Asimismo, es muy relajante disfrutar del aroma de los aceites esenciales de lavanda y de rosa; el perfume del incienso de lavanda y rosa creará una calmada atmósfera en tu hogar.

 **...PROBAR**

- **Una mirada hacia atrás:** echa un vistazo a los temas «felicidad, depresión y estrés». Los elixires mágicos que se encuentran allí también son útiles contra el miedo y la ansiedad.
- **Calma interior con sabor a cerveza:** la levadura de cerveza existe también en forma de copos o harina. Tómala ya en el desayuno con el muesli o el yogur, o como condimento en las sopas, gratinados y salsas.
- **Para «crujir» el miedo:** una mezcla de anacardos, cacahuetes y pipas o semillas de girasol es el picoteo perfecto contra la ansiedad.
- **Un trago de serenidad:** puedes conseguir el licor de ashwagandha arishta fermentado de modo natural en herboristerías. Como alternativa puedes tomar extracto de ashwagandha en polvo.
- **Una infusión tranquilizante:** echa ½ litro de agua muy caliente en 20 gramos de valeriana, 10 gramos de lúpulo y 5 gramos de menta, déjalo reposar 10 minutos, y a disfrutar.

- **Infusión o gotas:** la hierba de San Juan, tomada en infusión o en gotas, es muy beneficiosa.

- **Aromas relajantes:** los aceites esenciales de lavanda y de rosa (en difusores especialmente diseñados para la aromaterapia), así como el incienso de lavanda y rosa son aromas que calman nuestros sentidos. ¡A oler y disfrutar!

El poder de los pensamientos puede hacer milagros.

4. Una mente sana y una vida activa

Nuestro cerebro es una obra de arte de la naturaleza con capacidades casi infinitas. Más de cien mil millones de las llamadas células grises cumplen funciones de vital importancia en nuestro cuerpo, y son responsables de nuestra felicidad, salud y bienestar. De modo que merece la pena que cuidemos bien nuestro cerebro. A menudo somos un poco negligentes con nuestro cerebro, pues no está a la vista; y ya se sabe, «ojos que no ven...» En los temas anteriores hemos visto en repetidas ocasiones que se puede alcanzar mucho en la vida tan solo con la fuerza de nuestros pensamientos. Incluso al hacernos mayores, no hay motivos para temer que nuestras capacidades mentales disminuyan, ya que, en contra de lo que se rumorea, la cantidad de células cerebrales no merma automáticamente con los años, y poseemos inmensas reservas.

Normalmente solo usamos entre 8 y 12% de nuestra capacidad cerebral. Pero eso no quiere decir que el resto de nuestro cerebro duerma, ya que a menudo son varias las regiones cerebrales que están implicadas en un tema. Si bien, siempre nos queda bastante capacidad libre en el cerebro. Independientemente de lo que hacemos, el cerebro nunca está sobrecargado, aun cuando de vez en cuando tengamos la sensación de que nos va a estallar la cabeza.

Tener una mente sana no es cuestión de edad, sino de estilo de vida. Podemos contribuir mucho con nuestra propia voluntad para que nuestra mente se mantenga productiva. Del mismo modo que es necesario entrenar los músculos y las articulaciones, debemos tener nuestro cerebro activo y flexible, para que no se vuelva perezoso, flemático y lento. Hoy día se sabe que un cerebro bien entrenado nos puede ayudar mejor a elevar nuestra calidad de vida, y así aplazar el máximo posible las enfermedades como el alzhéimer y la demencia. Así que vale la pena «calentarnos un poco la cabeza», en sentido literal. Existen una gran cantidad de medidas que mantienen nuestra mente joven y activa.

> *Si pensamos y estamos activos, suceden pequeños milagros en nuestro cerebro.*

Sabidurías para la mente y el cuerpo

Nuestro cerebro necesita acción. Deberíamos mantenerlo en forma para que siga estando joven y sano el mayor tiempo posible. Eso se consigue de dos maneras. Primero, con un entrenamiento con regularidad. Con el cerebro sucede lo mismo que con los músculos, que solo se mantienen fuertes y en forma si los movemos frecuentemente. Este tipo de estímulo mental vamos a denominarlo «gimnasia mental». Hay una amplia variedad de ejercicios verdaderamente interesantes. Y, en segundo lugar, es imprescindible un suficiente abastecimiento de energía para tener un cerebro activo. Nuestra «central de pensamientos» requiere un ininterrumpido suministro de oxígeno y nueva energía. Una fuente abundante e inagotable de energía es muy importante, ya que nuestro órgano del pensamiento, después de los músculos, es el que más calorías quema, y tiene una posición privilegiada en lo relativo al metabolismo. Esta prioridad tiene mucho sentido, pues un mal funcionamiento del cerebro tendría consecuencias devastadoras en el resto de las funciones vitales.

Con el fin de que el abastecimiento básico funcione correctamente, debemos ocuparnos de que la sangre fluya bien, ya que unas venas y arterias sanas son los canales de suministro para la alimentación cerebral, también denominado *brainfood*. Los vasos sanguíneos calcificados y las venas frágiles y permeables aumentan el riesgo de un insuficiente suministro y, a largo plazo, pueden incluso causar un derrame cerebral. Así que antes de hablar sobre los alimentos más valiosos para nuestro cerebro, deberíamos tener en cuenta que estos solo llegan a su destino si tenemos un sistema cardiovascular sano. Y eso se consigue sobre todo luchando contra el sobrepeso, la falta de ejercicio físico y algunos vicios como fumar, tomar demasiado alcohol o abusar de los medicamentos. Si las «autovías» hacia nuestro cerebro están en buen estado, los nutrientes y el oxígeno llegarán sanos y salvos a su destino.

Llegados a este punto, vemos una vez más la estrecha relación que existe entre todos los órganos de nuestro cuerpo, y que es importante haber tratado ya anteriormente el tema del sistema cardiovascular en este libro. Ahora vamos a comenzar con la gimnasia mental, y luego nos dedicaremos a los elixires mágicos para el cerebro.

En lo relativo a la gimnasia mental, se plantea la cuestión de cómo activar las células grises del mejor modo. Hay un par de simples pero efectivos métodos. El ejercicio más fácil podríamos llamarlo «pensamientos activos». Con ellos le damos un buen impulso al cerebro, y es tan sencillo como imaginarse determinadas cosas, actividades, vivencias o situaciones, pero de un modo consciente, con concentración. Es increíble, pero lo cierto es que, al practicarlo, se despliega casi la misma actividad en el cerebro que si lo estuviéramos viviendo realmente. Este ejercicio se puede realizar casi en cualquier momento y lugar. Por ejemplo, ponte al lado de un músico o un malabarista callejero e imagínate que tú estás haciendo lo que hace él. Tu cerebro empezará enseguida a activar las regiones correspondientes, casi como si fueras el artista. Eso también funciona si nos ponemos mentalmente en el lugar de un actor o una actriz en el teatro. ¡Pruébalo y verás qué divertido! Tanto fuera de casa como en el sofá de tu cuarto de estar, funciona.

También cuando recuerdas un momento especial de las vacaciones consciente y detalladamente, en la fase de concentración el cerebro está igual de activo que el día en que experimentaste dicha vivencia en la realidad. El mirar álbumes de fotos y el recuerdo concreto de lo que hacías en el instante en que fue tomada la foto es un buen entrenamiento para la mente. Adéntrate de vez en cuando con la imaginación en el mundo de los otros, en bellos momentos del pasado, o fantasea con nuevas situaciones. Es una excelente gimnasia mental, y además muy satisfactoria.

Si no somos exigentes con nuestro cerebro, se pondrá en «modo de espera». Eso sucede siempre cuando realizamos tareas monótonas o rutinarias. Todo lo que ya es muy conocido pone al cerebro en un estado de «ahorro de energía». Y eso llega tan lejos que determinadas regiones del cerebro incluso se encogen y las células grises, al no ser utilizadas, se reducen. El cerebro se vuelve vago y perdemos capacidades que antes teníamos sin ningún esfuerzo. Si, por el contrario, salimos de la rutina diaria en el trabajo, el tiempo libre y la vida doméstica, y hacemos cosas nuevas, entonces el cerebro recibe señales de actividad que ponen rápidamente en marcha nuestra «fábrica de pensamientos». Es como cuando pulsas una tecla o un botón del ordenador o el televisor, o tocas la pantalla del móvil en estado de *standby* (función de espera). De pronto los aparatos se despiertan de su profundo sueño, la pantalla se ilumina y se activan todas sus funciones. Todo lo que entonces introducimos es asimilado, grabado y ayuda a llevar a cabo próximas tareas. Acompañando a este proceso, la activación de nuestro cerebro favorece incluso la producción de la hormona de la felicidad dopamina.

Numerosos experimentos en animales y estudios científicos han demostrado que somos más felices y nuestro rendimiento mental se incrementa cuando abandonamos nuestra zona de confort. ¿Cómo se traduce eso concretamente en nuestra vida? En primer lugar, que no debemos aceptar que nuestras células grises se oxiden. Tenemos que aprovechar cualquier oportunidad para mantenerlas activas. Y el mejor camino es emprendiendo tareas desconocidas y variadas. Todas las acciones esquemáticas y los procesos que ya conocemos, todo lo que hacemos «con los ojos cerrados», no aporta ninguna actividad cerebral adicional. Y así es como, sin darnos cuenta, se lo ponemos demasiado fácil a la falta de memoria y de concentración, pero también a las enfermedades como el alzhéimer y la demencia, y ponemos en riesgo nuestra salud mental. Solo cuando realizamos cosas nuevas damos un impulso a nuestro cerebro y lo obligamos a trabajar.

No es bueno que nos dejemos llevar continuamente por las comodidades de nuestra sociedad, sino que deberíamos buscar interesantes retos. Nuevas amistades, nuevos restaurantes o recetas de cocina, excursiones a lugares desconocidos, vacaciones activas, aficiones variadas… Las estadísticas demuestran que, por ejemplo, un mal entendido descanso bajo el lema «dos semanas haciendo el vago», sin tener que preocuparse de nada en un hotel «todo incluido», no mejora nuestro bienestar, al contrario de lo que pueda parecer a primera vista. Es más, ese es el motivo por el que muchas personas acaban hartas de las vacaciones, y hasta se pelean más que en casa. ¿Sabías que el coeficiente intelectual se puede reducir hasta un 20% durante 3 semanas de vacaciones «todo incluido»?

Resumiendo, para tener una mente sana hay que dejar salir al explorador que llevamos dentro. Si buscamos diversidad y cambios en nuestra vida, y si nos atrevemos a hacer cosas que nos resultan totalmente ajenas, aceptando la incertidumbre y hasta algo de inseguridad, entonces no solo seremos recompensados con una buena forma mental, sino también con nuevas experiencias y sensaciones felices. ¿Qué tal si haces una escapada a la aventura, por qué no vuelves a hacer camping en vez de alojarte en hoteles o pensiones, o qué tal si lees un buen libro en lugar de ver la televisión o pasar el tiempo con las redes sociales?

Los juegos de adivinanzas y los juegos inteligentes como el ajedrez, también son una buena opción. Y otra gimnasia mental divertida es participar desde casa en los concursos de la televisión, o preguntarse de vez en cuando cosas de la vida cotidiana o curiosidades, como por ejemplo: «¿cómo se hacen los agujeros del queso? ¿Cuánto pesa la lengua de una ballena azul? ¿Cómo funciona una brújula? ¿Qué caduca antes, un huevo crudo o cocido? ¿Qué es el gluten? ¿Qué es lactosa? ¿Por qué están torcidos los plátanos? ¿Qué edad alcanzan los elefantes? Hay infinitas posibilidades para plantearse una fascinante pregunta cada día, y hacer que nuestra vida sea más interesante. Incluso en la ciudad y la región en que vivimos hay mucho por descubrir. Seguro que se ofrecen numerosos y variados eventos y cursillos de todo tipo en los que puedes participar, según tus intereses.

Para avanzados, además hay un tercer nivel de gimnasia mental: el entrenamiento de la memoria. Puedes elegir la memoria a corto o a largo plazo. ¿Qué tal sería si intentas memorizar números de teléfono, direcciones o nombres de lugares o personalidades, sin mirar en tu agenda o en internet? Asombra a los demás al decir de memoria tu número de pasaporte, tu número de cuenta bancaria y la fecha del cumpleaños de tus amigos y conocidos. ¿Puedes enviar una postal o un email también si no tienes disponible tu agenda o los contactos grabados en tu ordenador? Saber de memoria las fechas de determinados acontecimientos es asimismo un buen ejercicio. ¿Cuándo llegó el ser humano a la Luna por primera vez? ¿Cuándo descubrió Colón América? ¿En qué año nació el euro? ¿Qué hiciste la Noche Vieja del 2010?

También es excelente aprender y practicar un nuevo deporte, baile, idioma o tocar un instrumento musical. Si te gusta ver las noticias en el telediario, intenta algún día repetir lo más importante después de haberlas visto.

Si en lugar de aferrarnos a las costumbres y tradiciones de toda la vida, estamos abiertos a lo nuevo, lo desconocido y lo interesante, como en nuestra infancia, tendremos las mejores condiciones para conservar una mente sana y eficaz hasta una elevada edad. Nuestro cerebro no quiere que lo mimemos demasiado; así no le haríamos ningún favor. Necesita impulsos externos para desarrollar las capacidades más insospechadas y mantenerse mucho tiempo en forma. Las siguientes sabidurías de la vida nos lo recordarán constantemente.

...ASIMILAR

- Un cerebro sano y activo no depende de la edad.
- Una mente clara necesita constantemente nuevos impulsos.
- Jamás deberíamos dejar de esforzar nuestro cerebro.

252 | LOS ELIXIRES MÁGICOS

- Un cerebro desentrenado es incluso más perjudicial para la salud que un cuerpo desentrenado.

- Las emociones positivas son un buen carburante para nuestro cerebro.

- Todo lo nuevo y desconocido pone en marcha nuestra mente.

- El cerebro no es un jabón; no merma al usarlo.

- La comodidad, la rutina y la monotonía hacen que el cerebro se vuelva perezoso, flemático y vulnerable ante las enfermedades.

- Un poco de gimnasia mental cada día es la mejor medicina para tener una mente clara.

Nuestro cerebro necesita el carburante apropiado para hacer milagros toda la vida.

Elixires mágicos para la mente

El cerebro es un motor de alta potencia y un milagro de la naturaleza, 24 horas al día y 365 días al año. Sus más de cien mil millones de células grises son más eficaces que cualquier red telefónica del mundo o cualquier ordenador. Esa fantástica «máquina» ha de ser adecuadamente alimentada, pues sin el carburante correcto empieza a fallar. Su consumo de energía es extremadamente alto. En el sentido estricto de la palabra, nuestro cerebro es un tragón, pues su consumo calórico diario alcanza hasta un 20% del total. Mientras lees este libro, tu cerebro está quemando sobre todo muchos carbohidratos. Antes y después de leer, son otro tipo de sustancias las que requiere el cerebro. En primer lugar, las proteínas, ya que favorecen la regeneración y la producción de células grises. Son la sustancia básica para la formación de hormonas y neurotransmisores, responsables de los sentimientos, el sueño, la lucidez, la concentración y la actividad.

También las grasas son imprescindibles, pues son los «materiales de construcción» para nuestras «células del pensamiento». Solo si están bien lubricadas, todo va como la seda. Con el fin de que el metabolismo cerebral funcione perfectamente, necesitamos determinadas vitaminas, minerales y unas sustancias vegetales secundarias, que son las que dan el color a las plantas, entre las que se encuentran los flavonoides y los ácidos fénicos. Todo ello posee la genial cualidad de proteger y apoyar a nuestro cerebro al mismo tiempo. Así que, aunque ya te alimentes bien, es posible nutrir tu inteligencia todavía más, pues hay alimentos especiales y elixires mágicos para tener un cerebro sano, despierto y eficaz. Con la nutrición idónea, podemos contribuir a que nuestra memoria funcione de un modo óptimo, podemos prevenir el desgaste y los daños a largo plazo y reducir la probabilidad de padecer enfermedades degenerativas.

Todo esto está ejemplificado en muchos estudios científicos. Se ha averiguado que un suficiente contenido de las vitaminas A, C, E y betacaroteno en la sangre, especialmente en las personas mayores de 60 años, mejora considerablemente la eficacia del cerebro. Es importante saber que siempre tenemos que respetar las cantidades recomendadas, pues una sobredosis de determinadas vitaminas, por ejemplo a través de la ingesta de pastillas, sobre todo de la vitamina E, puede perjudicar la salud. Si nuestra alimentación es equilibrada y natural, no corremos ningún riesgo. Ya conoces la vieja regla: no exageres nunca. Las vitaminas mencionadas, dosificadas correctamente, reducen también el estrés oxidativo, que destruye nuestras células cerebrales. Estas vitaminas se encuentran principalmente en el pimiento, los frutos secos y el aceite de oliva virgen extra.

En lo relativo a las grasas, las mejores para el cerebro son los ácidos grasos omega 3. En los países del Mediterráneo se sabe desde hace ya muchas generaciones lo que la ciencia ha confirmado en los últimos años: el pescado (sobre todo el azul) nos hace más listos. Esto es cierto sobre todo con los pescados más ricos en omega 3, como el salmón, arenque, atún, sardina y caballa. Con ellos nuestras células grises están perfectamente lubricadas. Las personas que comen varias veces por semana este tipo de pescado cuidan y mantienen su cerebro en mejor estado que las que no lo consumen. Este hecho ha sido recientemente confirmado, una vez más, en un prestigioso congreso de neurología en los Estados Unidos.

Lo que es bueno para el cuerpo también lo es para el cerebro. Los carbohidratos complejos son indispensables para un rápido suministro de energía. Las vitaminas y determinados minerales coordinan importantes procesos y aseguran nuestro bienestar. Referente a los minerales, hay que preocuparse de recibir una suficiente cantidad de magnesio y fósforo. El magnesio favorece la producción de neurotransmisores y neuromoduladores, responsables de la transmisión de los impulsos nerviosos. El fósforo mantiene las membranas celulares y las neuronas fuertes y resistentes. Muchos científicos ven una estrecha relación entre un cerebro sano y un nivel suficiente de fósforo. Los principales proveedores de fósforo son el queso curado, el marisco, los huevos y el yogur griego.

También las sustancias vegetales secundarias, que no han despertado gran interés científico hasta hace poco, cumplen importantes funciones protectoras. Se encuentran en una concentración notable en los arándanos, las fresas, la remolacha, las espinacas y los productos fermentados, como el chucrut. Una recomendación especial es la aronia, una baya que puede ser introducida sin problemas en nuestra alimentación, pues se vende en zumo o seca. Gracias a sus efectos antioxidantes, tiene la capacidad de capturar el excedente de radicales libres en el cerebro. Los radicales libres son moléculas agresivas que existen en nuestro cuerpo desde tiempos primitivos pero cuya formación ha aumentado exponencialmente por culpa de los factores de riesgo modernos, como el estrés, el abuso de los medicamentos, los productos químicos de limpieza y cosmética, el tabaco, el exceso de deporte, una exposición demasiado larga a la luz ultravioleta, las emisiones radioactivas y la contaminación.

Una cantidad determinada de radicales libres puede incluso activar nuestro sistema inmunológico, por lo que no son malos de forma generalizada y no hay que desterrarlos completamente. No obstante, en grandes y descontroladas cantidades, los radicales libres pueden modificar o matar células sanas, impedir la asimilación de importantes proteínas, limitar procesos metabólicos, y dañar los vasos sanguíneos, lo cual supondría para nuestro cerebro un mayor riesgo de envejecer más rápidamente, así como de sufrir derrames, demencia, alzhéimer y párkinson. Así que de ningún modo debemos dejar que campen a sus anchas. Con la alimentación y los hábitos de vida adecuados los mantendremos a raya.

Además, la cafeína puede aumentar el nivel de actividad del cerebro. En muchos estudios se ha demostrado que el disfrute de café o té con el desayuno o la merienda mejora notablemente la memoria. En China, aparte de los frutos secos, se recomienda la ya mencionada seta con el difícil nombre de agaricus blazei murill (hongo del sol). Su equilibrada combinación de vitaminas, sustancias vegetales secundarias, minerales y aminoácidos lo convierten en un verdadero elixir mágico para la mente. Este hongo es muy sabroso y muy indicado para una gran diversidad de platos. Bien mirado, pertenece a la familia de los saludables champiñones. Si no los encuentras frescos, búscalos secos en las tiendas ecológicas o en internet.

¡Qué bien poder mantener la salud de nuestra mente de un modo tan sabroso! En pocas palabras, podemos constatar que quien come bien, piensa mejor.

...PROBAR

- **Carburante para el cerebro:** el segundo mayor devorador de energía del cuerpo, el cerebro, adora los carbohidratos sanos. Da igual si se trata de copos de avena, productos integrales, patatas o legumbres.

- **Material de construcción para la memoria:** las proteínas animales y vegetales son importantes para las células grises. Los huevos, el tofu, las habas de soja y el queso fresco son ideales proveedores.

- **Aceite para un rendimiento máximo:** no deberíamos arriesgarnos a tener un nivel de «aceite» (grasas) demasiado bajo. Para «rellenar» el depósito los aceites más adecuados son el de oliva extra virgen y los frutos secos con alto contenido graso.

- **Pensamientos frescos del mar:** el pescado azul (como por ejemplo el arenque, el atún, la caballa, el salmón y las sardinas) «refresca» nuestro cerebro.

- **La protección óptima:** el cerebro se mantiene sano a largo plazo gracias a determinadas vitaminas y a las sustancias vegetales secundarias. Un enriquecimiento para nuestro armario de elixires mágicos son: los arándanos, la remolacha, el chucrut, y las bayas secas de aronia. El zumo de cerezas y de grosellas negras es también muy recomendable.

- **Magnesio y fósforo en abundancia:** las almendras, el queso curado, el marisco, el yogur griego y los huevos favorecen el funcionamiento del cerebro y le ofrecen una protección prolongada.

- **Recomendación especial:** setas agaricus blazei murill (hongo del sol), frescas o secas. Con demostrada eficacia en la medicina china desde hace siglos para tener una mente sana.

- **El impulso inteligente:** el té y el café animan a pensar con mayor claridad.

> *Es tan maravilloso hacerse mayor*
> *y sentirse siempre joven.*

5. Cumplir años y permanecer joven

Envejecer con el paso de los años es inevitable. Pero sí podemos hacer mucho para sentirnos realmente bien hasta una edad muy avanzada. Es una gran noticia, ya que la mayor preocupación de la gente a partir de los 40 años es el envejecer: empeoramiento de la vista, osteoporosis, dolor en las articulaciones, falta de memoria, problemas sexuales, flacidez y arrugas, caída del cabello, debilidad en los músculos, falta de energía para hacer cosas... El temor que nos causan los síntomas del envejecimiento es, en muchas personas, bastante mayor que el miedo a los accidentes, los golpes del destino y la repentina aparición de enfermedades.

Sin embargo, envejecer no es motivo para desesperarse, y mucho menos para sentir pánico. ¡Hay tantas posibilidades para mantener el cuerpo y la mente jóvenes, sanos y activos! A pesar de todo envejeceremos, y las gafas para leer probablemente serán inevitables, pero la segunda parte de nuestra vida puede ser muy agradable y placentera. Para que este deseo se cumpla, tenemos que hacer tres cosas: aprender a cultivar el arte del buen vivir, mantener nuestros órganos en buen estado y disfrutar de un programa antiedad muy natural.

Practicar el arte del buen vivir es importante porque nuestros pensamientos lo dominan todo, independientemente de la edad. El arte de vivir no cuesta ni dinero ni esfuerzo. Echemos un vistazo a los niños, que nos muestran, cada día, cómo se hace. Se quedan maravillados al ver una abeja, una flor o un payaso en la calle. Hacen amigos en todas partes y nos traen un animal herido a casa para que lo cuidemos. No les molesta en absoluto si de vez en cuando están sucios, despeinados o si hacen demasiado ruido. Les gusta estar con otros niños, despreocupadamente, entreteniéndose con cualquier cosa. Y de ese modo, instintivamente, hacen justo lo que nos recomienda a los adultos la Ciencia de la Felicidad. También nosotros fuimos críos con esas capacidades. ¿Por qué tenemos que cambiar tanto con la edad? ¿Por qué nos volvemos tan serios y nos quejamos de todo? Quizás porque creemos que es lo correcto. Posiblemente vemos la madurez como una carga, pues no podemos hacer todo lo que hacíamos antes. Pero hay cosas que nos encanta hacer de mayores, que no hacíamos de pequeños y sin embargo éramos felices. Cada edad tiene su especial encanto. Tan solo hay que reconocerlo.

Franz Kafka dijo: «*todo aquel que conserve la capacidad de reconocer la belleza, nunca envejecerá*». No deberíamos aferrarnos con todas las fuerzas a nuestras aptitudes y costumbres antiguas. Cada período de la vida ofrece distintas alternativas. Si una calle está cortada, sencillamente tomamos el desvío. Quizás tardamos un par de minutos más, pero tal vez descubramos nuevos paisajes o lugares. El lema para mantenerse joven es: no añorar el pasado, sino disfrutar de lo nuevo.

No deberíamos amargarnos la madurez con ideales y expectativas demasiado ambiciosos, pero tampoco hay que aceptar que nuestros órganos se debiliten o enfermen antes de tiempo. Ni siquiera la libido tiene por qué disminuir, si conocemos un par de elixires mágicos. No hace falta tener una cara sin arrugas y un cuerpo superatlético al hacernos mayores (en realidad no hace falta nunca). Los utópicos ideales de belleza y una ambición ilusoria no nos hacen felices. Pero podemos hacer mucho para conservar un aspecto joven y lozano sin convertirnos en víctimas de la industria *antiedad*, pues esta hace todo lo posible para crearnos una gran dependencia. Ya de jóvenes comienzan a despertarnos el miedo a la vejez. Según recientes encuestas, el 30% de las chicas de 20 años, influenciadas por la publicidad, tienen una imaginación negativa sobre el cumplir años. Lo cual les empuja a someterse demasiado pronto a programas *antiedad* con métodos muy cuestionables. Los cirujanos de estética se lucran, y las cremas antiarrugas, el bótox y los suplementos nutricionales (a menudo compuestos de absurdos ingredientes) se venden como nunca porque queremos esconder nuestra edad tras una fachada artificial. Curiosamente, todos queremos hacernos mayores, pero nadie quiere ser viejo.

Damos demasiadas vueltas al aterrador tema de la vejez, y no deberíamos hacerlo, pues los resultados de los estudios psicológicos demuestran que eso no es nada beneficioso. Ya que, cada vez que pensamos en el lado negativo de la edad, inconscientemente nos sentimos más viejos, y el cuerpo trata de adaptarse a ese sentimiento también en lo concerniente al aspecto físico. Concretando, esto significa que los pensamientos negativos sobre la edad nos hacen envejecer. Es decir, que es crucial tener una actitud positiva ante la edad, sentirnos a gusto en nuestra propia piel y no temer el futuro, independientemente de la edad que tengamos.

Bien mirado, la mayoría de los humanos tenemos una situación envidiable, pues el modo en que envejecemos está, en gran parte, en nuestra propia mano. ¿No trabajamos toda la vida pensando en cómo disfrutaremos de nuestra madurez y vejez? Entonces, ¡olvidemos la obsesión por la juventud y el pánico a la vejez, y concentrémonos en disfrutar de una vida activa y feliz. Solo eso —y un poquito de suerte— nos mantendrá jóvenes. Y con un par de sabidurías de la vida y los elixires mágicos adecuados, seguro que nos resultará más fácil que con las falsas promesas de la industria y la medicina de estética.

Cicerón solía decir: «*el problema no es la edad, sino nuestra actitud hacia ella*». Y, por cierto, envejecer no es tan malo, si tenemos en cuenta la alternativa…

> *Solo se es joven una vez, pero es maravilloso saber que podemos decidir cuánto tiempo dura esa fase.*

Sabidurías que nos mantienen jóvenes

En uno de mis viajes a China, anoté el siguiente proverbio: «*no temas que tu cuerpo envejezca, sino solo que lo haga tu alma*». Si queremos averiguar las mejores sabidurías de la vida para disfrutar de una madurez y una vejez sana y feliz, merece la pena preguntar a las personas que ya han alcanzado esta meta. La gente que con 90 o 100 años dan la impresión de que su alma no haya envejecido, que participan plenamente en la vida, y a menudo además parecen 20 años más jóvenes. Al investigar sus secretos, te das cuenta enseguida de que casi todos nosotros tenemos la posibilidad de gozar de la vejez. Uno de los secretos del éxito de los centenarios es su resistencia al estrés. La mayoría afirman que siempre han tenido una gran paz interior y prácticamente nunca se han torturado con falta de confianza en sí mismos. Estas personas también se caracterizan por no tener una imagen negativa de la edad. No ven el cumplir años como una amenaza, y no luchan con productos químicos y con cirugía contra los síntomas superficiales de la vejez.

De una de las innumerables conversaciones con personas muy mayores y felices, se me quedó especialmente grabada esta frase: «*el envejecer no es nada para cobardes*». Las personas que alcanzan una avanzada edad tienen expectativas positivas, no ven peligros, sino posibilidades, y se proponen constantemente realizar actividades con sentido, también en los últimos años de su vida. No aceptan así, sin más, que su cuerpo flojee. Permanecen activos sexualmente mucho tiempo, y saben qué hacer si alguna vez la cosa no funciona como debería (te revelaré sus elixires mágicos para esto en breve). Muchos de ellos trabajan todavía con más de 90 años. Palabras como «pensionista», «jubilado» o, peor aun, «retirado», les resultan ajenas.

Sin embargo, y en esto estaban de acuerdo todos los ancianos con los que hablé, esto no nos cae del cielo. Hay que hacer algo para conseguirlo: es necesario mantener la mente activa y en forma (ya hemos explicado anteriormente cómo hacerlo). Una cognición básica de estas personas mayores es que no son los años lo que nos envejece, sino el abandonar los ideales. Solo hay que adaptarse a las nuevas situaciones.

Hacerse mayor es gratificante. Y si es algo bueno, ¿por qué esconder la edad? ¿No son precisamente los años (es decir, la experiencia) la fuente de conocimiento y sabiduría de la que extraemos fuerza y serenidad? ¿Acaso no es en la vejez cuando deberíamos cosechar los frutos del trabajo de toda una vida? Por fin podemos disponer de nuestro tiempo como nos plazca, y eso nos abre nuevas perspectivas. Y además hay algo que deberíamos considerar: el aspecto físico es algo a lo que damos mucha menos importancia cuando somos mayores que de jóvenes.

Hay un par de descubrimientos más que quisiera compartir contigo. Las personas que alcanzan una edad muy avanzada suelen llevar una vida muy ordenada. Ni se dejan azuzar por nadie ni se duermen en los laureles, sino que son activos a su manera. Cuidan con regularidad sus relaciones personales, son curiosos y abiertos a lo desconocido. En una ocasión participé en una tertulia con los ancianos de un pueblo del sur de Italia, y escuché esta frase: *«una tarde con amigos alarga la vida un año»*. Seguramente el temperamento italiano les llevó a exagerar un poquito al afirmar eso, pero sin duda esa frase esconde una gran verdad. Otra cosa que caracteriza a estas personas ejemplares es que mantienen en forma tanto su cuerpo como su mente. En países como por ejemplo Grecia, Francia e Italia, los mayores tienen la costumbre, ya por la mañana, de hacer juegos de mesa, en los que, para ganar, hay que pensar permanentemente. Sobre todo en las regiones del sur, practican durante todo el año deportes ligeros en grupo, como la petanca, que favorecen la movilidad, la coordinación y el intelecto. En las zonas de alta longevidad de Asia, se puede observar a las personas mayores practicando complicados juegos de naipes y otros complejos juegos que requieren mucha habilidad. Sobre todo en China hay gimnasia, yoga y bailes en los parques públicos. Allí se divierten junto a otras personas, tanto mayores como jóvenes, se mueven al ritmo de la música y dan vida a su cuerpo y su alma.

Asimismo, fue fascinante ver la serenidad y la alegría que estas personas irradiaban. Practicar algún ligero ejercicio físico, hasta con más de 90 años, formaba parte de la rutina diaria de muchos de ellos. Su lema era no abandonar mientras el cuerpo y la salud lo permitieran. Tanto si hacen deporte al levantarse como si no, estos «maestros de la vida» suelen madrugar bastante, pues tienen un buen programa por delante. Como sus fuerzas no son ilimitadas, estas personas tienen la calma necesaria para relajarse cuando el cuerpo se lo pide. Por cierto, no advertí diferencias entre los habitantes de los pueblos y los de las ciudades. Todos daban la sensación de que el envejecer no era algo duro para ellos, que habían aprendido a dosificar sus fuerzas. También el paseo vespertino, a menudo por curiosidad, para ver qué hacen los demás, charlar con los amigos y conocidos y ponerse al día, es una saludable rutina muy extendida entre los mayores.

En cierta ocasión, unas señoras de avanzada edad me permitieron tomar un café y charlar con ellas en su tertulia diaria. Llenas de entusiasmo, me dijeron: «*lo más importante es no quedarse encerrada en casa, sino salir a menudo con las amigas*». Se podría decir que, literalmente hablando, estas personas mayores «escapan» de la vejez. La experiencia les ha enseñado algo: no exageran, aman la constancia y saben exactamente lo que les sienta bien. No confían en los falsos profetas, sino en sí mismas. Este positivo estilo de vida ha sido avalado por la investigación geriátrica. Los estudios demuestran que tres horas de ejercicio ligero por semana y un poco de entrenamiento mental diario bastan para mantener la cabeza, el corazón, el sistema cardiovascular y los pulmones en el mismo estado que si fuéramos 20 años más jóvenes.

Para tener un cuerpo sano, lo ideal es una combinación de las siguientes actividades: ejercicios de musculación y coordinación, así como deporte de resistencia. Bailar, pasear, trabajar en el jardín, nadar, hacer yoga o gimnasia, y todos los deportes de pelota, es lo más idóneo.

La memoria se activa sobre todo al leer, jugar, planificar, conversar, tocar instrumentos musicales, aprender idiomas y ser curioso. Pero es esencial que las actividades que se realizan con una edad avanzada nos agraden, con el fin de evitar efectos psicológicos negativos. Algo que siempre me llama la atención al observar a las personas ejemplares en el arte de envejecer felizmente, es que la mayoría no deja de trabajar completamente. Se ocupan de cuidar de la familia, realizan las labores domésticas, trabajan en su jardín, practican algún hobby, echan una mano en la empresa familiar o colaboran activamente con asociaciones sin ánimo de lucro de todo tipo. Entre las personas más mayores con las que hablé, se encontraban algunas con movilidad limitada. Incluso ellas demostraron un alto interés por la gente y los acontecimientos de su entorno. Y todos tenían en común la importancia que daban al cuidado de su cuerpo, su aseo personal y su vestimenta. No es una arruga menos en la cara, sino su cuidado aspecto lo que les hace parecer más jóvenes, no solo por fuera, sino también por dentro.

La gente mayor y feliz no cede libremente a otros el control sobre su persona. Hacen la compra, cocinan, hacen repostería, cuidan de un animal doméstico... Solo si es absolutamente necesario, y nunca por comodidad, permiten que los demás realicen tareas que les corresponde hacer a ellos. No necesitan una zona de confort. Quieren sentir la vida donde y cuando quiera que sea posible. Y así hacen justo lo correcto para su propia salud, felicidad y bienestar. Estas personas han de servirnos como ejemplo de cómo podría ser la vida al hacernos mayores. Deberíamos sacar provecho de sus experiencias para corregir quizás un poco nuestro estilo de vida. No nos retiremos de la vida al envejecer. Vamos a tachar la palabra jubilado de nuestro vocabulario. Así, de pronto, aumentarán las posibilidades de sentirnos y parecer más jóvenes. Otra pieza clave para disfrutar de la edad es el cuidado del cuerpo mediante la alimentación y la cosmética natural. Los elixires mágicos para ello serán descritos en breve. ¡Verás qué eficaces son las medidas antiedad sin química!

...ASIMILAR

- Deberíamos estar agradecidos, satisfechos y felices de poder envejecer.
- Con la actitud correcta, la madurez puede ser un episodio maravilloso de nuestra vida.
- La vejez es nuestra última oportunidad de disfrutar de la vida. No deberíamos desaprovecharla.

- Empezamos a envejecer el mismo día que nacemos, algo que no debería preocuparnos.
- Una persona es tan mayor como se siente.
- La madurez puede ser maravillosa si nos mantenemos curiosos y conservamos la capacidad de ver la belleza.
- Uno es viejo cuando el recuerdo del pasado te proporciona más alegría que pensar en el futuro.
- Aparte de la salud, hay 3 cosas importantes para una madurez feliz: mantenerse activo, jamás volverse cómodo y no abandonarse.
- Nuestros pensamientos mueven nuestra vida, también con una avanzada edad.
- Un buen tratamiento antiedad no tiene por qué ser caro; solo cuesta un poco de esfuerzo mental, actividad física y un programa diario bien repleto.
- Lo que realmente cuenta al hacernos mayores es la firme convicción de que no tenemos que convertirnos automáticamente en jubilados.

> Seguir siendo joven al envejecer es, sencillamente, maravilloso.

Elixires mágicos antiedad

«*La belleza y la juventud están en el interior*», «*somos lo que pensamos*» y «*se es lo que se come*»: tres dichos que verbalizan el espíritu del método antiedad. Algo de cierto tendrán, si ya les resultaban familiares a las generaciones pasadas.

Con pensamientos positivos y una nutrición adecuada que incluya algunos elixires mágicos, podemos conseguir pequeños milagros antiedad. Si comenzamos a tiempo, tendremos buenas posibilidades de mantenernos sanos hasta una avanzada edad y contrarrestar el proceso de envejecimiento y sus fenómenos acompañantes. Y eso se puede conseguir disfrutando y sin miedo, y además de un modo económico.

Todas las recomendaciones y sabidurías que han sido explicadas en este libro contribuyen a que conservemos la salud y el buen humor durante el mayor tiempo posible. Practicando todas esas sugerencias, estaremos llevando a cabo un estupendo programa antiedad. Ahora vamos a completar todo ello con unos cuantos elixires mágicos especialmente efectivos contra el envejecimiento.

Los estudios científicos actuales demuestran que el modo en que envejecemos no suele ser cosa del destino, y que, en muchos casos, incluso es posible revertir los efectos de la edad. En la medicina moderna se habla de *reverse aging* (revertir el envejecimiento), lo cual va más allá de la función preventiva del ya conocido concepto antiedad. Su meta es regenerar las células y los órganos desde dentro, rejuvenecer nuestro aspecto, y mantener nuestro cuerpo activo. Como muy tarde, al notar las huellas de la vejez, cuando nos duelen los huesos al levantarnos, al ver en nuestro rostro las primeras arrugas realmente profundas, u otros regalos de la edad, entonces ha llegado el momento de hacer uso de la gran cantidad de recomendaciones del método *reverse aging*, que nos mantendrán con un aspecto joven y vital.

Quien conoce todos estos pequeños ayudantes no necesita química ni bótox, y seguramente tampoco viagra. Los elixires mágicos de la madre naturaleza surten un efecto más intenso, constante y saludable, tanto por dentro como por fuera. Con ellos puede frenarse el proceso de envejecimiento visible, e incluso pueden hacerse desaparecer algunas de las huellas que deja la vida, sobre todo si no nos hemos tratado muy bien en el pasado. Vamos a parar juntos el reloj de la edad, y hasta a retrasarlo un poco, para que nuestro cuerpo parezca más joven y sano, nuestra piel tersa, nuestras uñas no sean quebradizas, nuestro cabello vuelva a brillar y las arrugas no pueblen nuestro rostro prematuramente. ¡Conviértete a ti mismo en un milagro!

Una anciana, a la que no se le notaba nada en absoluto su increíble edad de 102 años, me dijo en una ocasión: «¿*quieres saber el secreto de mi bonita piel? Jamás he utilizado una crema antiarrugas*». Con una pícara sonrisa, me mostró sus elixires mágicos caseros: un bote de crema de leche y una botellita de aceite corporal, que ella misma había hecho a base de leche, aceite de almendras y miel lo primero, y hierbas lo segundo (encontrarás las recetas en breve, al describir los elixires mágicos). Si soy sincero, esto no me extrañó nada, pues, si observamos atentamente los ingredientes de muchas cremas y productos de belleza, a uno le cuesta encontrar las buenas sustancias que supuestamente debe haber en la mezcolanza de química que componen dichos productos y, en caso de encontrarlas, las cantidades son ridículas. Pero, a cambio, los envoltorios son muy atractivos, así que al menos embellecen y rejuvenecen nuestro cuarto de baño. Hay algo en toda esta historia de las estupendas y carísimas cremas que debería darnos que pensar: sus recetas cambian constantemente. Dependiendo de la moda del momento, contienen extracto de caviar, de algas, vitaminas, encimas y todo lo que se puede relacionar de un modo creíble con los tratamientos antiedad. Sugestivos nombres y tentadoras promesas nos seducen una y otra vez. Pero si es necesario cambiar la receta cada dos por tres, es obvio que no han encontrado todavía una receta realmente efectiva. ¿O es que eso sería aburrido y perjudicial para el negocio?

Por otro lado, hay algo que está muy claro: al usar determinadas sustancias únicamente de modo externo, nunca se puede alcanzar el mismo efecto que con una combinación de nutrición y cuidados cutáneos. La anciana parecía saberlo muy bien, ya que en su alimentación no faltaban algunos deliciosos elixires mágicos, los cuales hacen efecto por dentro, pues el metabolismo los transporta a los sitios correctos, donde pueden desarrollar su poder rejuvenecedor. Al mostrarme sus elixires mágicos, me dijo mientras me guiñaba un ojo: «¿Sabes? La auténtica belleza llega del interior».

Entonces, ¿qué elixires mágicos son realmente «fuentes de la eterna juventud»? Comencemos por el elixir de belleza más sencillo: el agua. Beber agua con regularidad y en cantidad suficiente no solo es imprescindible para la salud, sino también para tener una apariencia joven, para que nuestras células mantengan su frescura y nuestra piel su firmeza. Al fin y al cabo, el 70% de nuestro cuerpo es agua, que se almacena en nuestros 300 millones de células cutáneas. Si no le proporcionamos suficiente agua al cuerpo, la coge de ese depósito en la piel. Las consecuencias son que nuestra piel se vuelve áspera, seca, agrietada y nos salen más arrugas. Lo mejor es que siempre tengas a mano una botella de agua, y que bebas un trago de vez en cuando, aunque no tengas sed. Deberíamos beber entre 1,5 y 2 litros de agua repartidos a lo largo del día. Pero ten en cuenta que tampoco es bueno beber demasiado, ya que el exceso de agua podría provocar la eliminación de importantes minerales.

Algo muy especial para luchar contra el envejecimiento es el zumo de saúco. Con un vaso de este zumo disfrutarás del mismo efecto protector contra los radicales libres que si bebieras 15 vasos de zumo de uva roja o 55 vasos de zumo de manzana. Si prefieres las bebidas calientes, existe un tónico de la juventud procedente de Argentina llamado té de mate. Rico en sustancias bioactivas, posee muchas propiedades rejuvenecedoras. Lucha contra los radicales libres, las inflamaciones y los tumores. Es bueno para mantener a raya el colesterol, e incluso ayuda en casos de diabetes. Y eso no es todo. Contiene valiosos minerales, gracias a su cafeína es estimulante (también para la libido), favorece una buena digestión y hasta la circulación sanguínea.

El extracto de ashwagandha, ya descrito como un elixir contra la ansiedad, es asimismo una hierba antiedad. En la medicina ayurvédica es llamado también «hierba de las edades». Es el ginseng de la medicina de la India, considerado un adaptógeno, término usado para describir las hierbas que mejoran la energía física, que aumentan la inmunidad contra los resfriados y las infecciones y mejoran la capacidad sexual y la fertilidad.

Otro elixir mágico antiedad, ya usado en la antigüedad, es la leche de yegua. En el siglo pasado había incluso sanatorios especializados en curas de rejuvenecimiento con leche de yegua. Esta leche contiene casi todo lo que el cuerpo precisa para mantenerse joven y sano: muchos aminoácidos esenciales, ácidos grasos insaturados, minerales y oligoelementos, manganeso, hierro y selenio, vitaminas, bacterias y fermentos saludables para el intestino, lactosa fácil de digerir, así como ácido cítrico protector de las células. Es prácticamente imposible encontrar un alimento antiedad más efectivo, y además la leche de yegua (preferiblemente ecológica) es una delicia. Los productos de cosmética natural hechos a base leche de yegua, y libres de química, también son una maravilla.

Debido a que surten efecto tanto desde dentro como desde fuera, hay dos productos muy apreciados en los tratamientos antiedad: el aloe vera y el aceite de argán. El aloe vera es una planta descrita por los especialistas en salud y belleza como la reina de la eterna juventud, desde hace más de 3.000 años. Se dice que ya la legendaria emperatriz egipcia Cleopatra la utilizaba. Pertenece a la familia de las liliáceas, al igual que las cebollas y el ajo. Con su extraordinaria combinación de sustancias activas de numerosas vitaminas, minerales y oligoelementos, aminoácidos esenciales, sustancias vegetales secundarias y una amplia gama de encimas que favorecen el metabolismo, es capaz de hacer milagros en nuestro cuerpo. Entre las 300 plantas curativas más efectivas, el aloe vera está considerada una de las mejores. Muchas de sus sustancias antiedad, como por ejemplo el acemanano (con sus propiedades antivirales, antibacterianas y antimicóticas), que nuestro cuerpo deja de producir por sí mismo tras la pubertad, tan solo se encuentran en la raíz del ginseng, el hongo reishi, el cartílago de los tiburones y algunos productos rejuvenecedores de la medicina tradicional china. El zumo y el gel de aloe vera pueden ser usados como suplemento alimenticio o para el cuidado de la piel. Para hacer una terapia rejuvenecedora que actúe desde dentro, se recomienda el zumo en pequeñas cantidades mezclado con otros zumos de frutas o *smoothies* (batidos de fruta y verdura). El gel puro de esta planta vitaliza la piel y el pelo, aumenta su firmeza y los protege de los perjudiciales efectos medioambientales.

También el aceite de argán es, por su alta concentración de valiosas sustancias, un excelente producto antiedad. Este aceite, extraído de las pepitas de la fruta del árbol de argán de Marruecos, es un producto muy apreciado entre los bereberes del desierto. Debe sus efectos vitalizantes, y al mismo tiempo rejuvenecedores, a su genial composición de sustancias, entre las que destacan los tocoferoles (una variante de la vitamina E muy antioxidante) y los fitosteroles, que no se encuentran en otros aceites, y que, entre otras cosas, estimulan el crecimiento de las células y su regeneración, lo cual proporciona frescura y firmeza a la piel, y puede «planchar» las arrugas. Otro colateral efecto tonificante es la mejora de la circulación sanguínea de la piel. Y además posee más sustancias, como los polifenoles y los flavonoides, que atrapan muy bien los radicales libres, influyen positivamente en el equilibrio hormonal y protegen las células. El aceite de argán también estimula el sistema inmunológico. Existe como aceite comestible y como aceite cosmético. Un masaje en la cabeza con aceite de argán apoya el crecimiento natural del cabello y puede evitar la caída del mismo y la aparición prematura de canas.

En China y muchos otros países asiáticos, la papaya disfruta de una fama excelente en cuanto a su poder rejuvenecedor. Esta deliciosa fruta estimula y equilibra, gracias a determinadas encimas, nuestras glándulas vitales, al mismo tiempo que favorece la rápida regeneración de la piel, los músculos, el cartílago y hasta el hígado. El conocido navegante y explorador portugués Vasco da Gama la llamó «la fruta de la juventud eterna», y en China es conocida como «la fruta de la larga vida». La papaya fresca está especialmente rica, pero también la papaya seca está muy buena. Las cremas naturales de papaya son excelentes para la piel. Y hay otra fruta proveedora de valiosas encimas para conservar la juventud y la vitalidad del cuerpo. Se trata de la piña, que está deliciosa fresca, en zumo o seca.

Las granadas, con su intenso y precioso color rojo, son otro símbolo de la juventud eterna. Hay pocos alimentos que protejan tanto de la aparición de arrugas que la granada fresca o un vaso de su zumo al día. Gracias a estudios recientes, se sabe también que la granada es buena para el amor, ya que aumenta en los hombres el nivel de la hormona sexual testosterona.

En lo relativo a la libido, hay otros elixires mágicos que también son de gran ayuda. A menudo nos ocurre que las ganas de disfrutar de las relaciones sexuales se desvanece casi sin darnos cuenta, y no solo les sucede a las personas mayores. Mucha gente joven también se asombra de la falta de apetito sexual que a veces sufre de pronto. En este caso no hay que echar mano enseguida de los medicamentos, sino que primero hay que probar lo que la naturaleza nos ofrece.

Los pistachos son un probado alimento antiedad y potenciador de la libido. Gracias a su elevado contenido de fitosteroles, consiguen bajar el nivel de colesterol hasta un 15%, nos proveen de la sustancia antiedad resveratrol (el secreto del vino tinto) y tienen efectos positivos sobre las erecciones masculinas. Con 30 gramos al día, preferiblemente sin sal, es suficiente.

También las pipas de calabaza, las almendras, las avellanas, las gambas, las sardinas, el queso edam y el pan de centeno integral son buenos para la potencia sexual. Contienen mucha L-arginina. Ya que el tejido eréctil del hombre se compone del óxido de nitrógeno L-arginina, que favorece la circulación sanguínea en el pene, la ingesta regular de L-arginina provoca mejores erecciones.

La *superfood* de los incas para la juventud eterna y la potencia sexual es la maca; el sabroso polvo de este tubérculo se usa para aumentar la libido, contra la impotencia, para mejorar la fertilidad y para aliviar las molestias de la menopausia, pero también para elevar la capacidad intelectual. Una cucharadita al día es suficiente.

Especialmente buena para la libido femenina es la seta revitalizante cordyceps, procedente del Tíbet, así como la raíz de yam de Sudamérica. Ambas son medios muy efectivos y naturales para aumentar el apetito sexual de la mujer. El cordyceps mejora la biosíntesis de las hormonas esteroides (cortisol, testosterona y estrógenos), cuya producción disminuye con la edad. Más del 90% de las mujeres participantes en un estudio realizado con terapia de cordyceps, registraron una mejora en su disminuido apetito sexual. En la medicina tradicional china también se usa para prevenir síntomas de la edad como la fatiga, la falta de energía, la arteriosclerosis y la osteoporosis. La raíz de yam influye asimismo en la producción de hormonas de las mujeres, y no solo mejora la libido femenina, sino que además ayuda a combatir las molestias de la menopausia.

El zumo de granada y el polvo de pistachos, almendras y avellanas, maca y ginseng, se puede añadir perfectamente a los *smoothies*. Estos batidos son un complemento ideal a los ya recomendados 1,5 litros de agua que hay que beber al día. Pero no todo lo que hoy día llaman *smoothie* es realmente saludable. A menudo la cantidad de azúcar es demasiado alta, o no se hacen con frutas o verduras frescas. Un milagroso *smoothie* antiedad es por ejemplo una mezcla de arándanos y leche de coco, enriquecido con un trocito de jengibre y un poco de miel. Con pocos sorbos del siguiente *smoothie* de almendras podrás «beberte la juventud»: mezcla ½ litro de leche de almendra fría o caliente, 3 cucharaditas de cacao puro en polvo y sin azúcar, 2 cucharaditas de miel, ½ cucharadita de canela, una pizca de pimienta o guindilla en polvo, ½ cucharadita de jengibre y algo de cúrcuma.

Independientemente del tipo de *smoothie* que te prepares, hay una amplia variedad de posibilidades para enriquecerlos todavía más, añadiendo, según tus preferencias, una cucharadita de los polvos recién mencionados u otros como el polvo de bayas de acai, de ortiga, de café verde, de lecitina, de tomate, harina de coco y de almendra. El azúcar de la flor de coco es una saludable y dulce alternativa para endulzar estos batidos.

Para conseguir una regeneración completa, son de gran ayuda los alimentos favorecedores de la producción de colágeno. Los colágenos son proteínas responsables del buen funcionamiento y la fortaleza de los huesos, los cartílagos, los discos intervertebrales, los tendones, las válvulas del corazón y la piel. Casi un tercio de las proteínas de nuestro cuerpo son colágenos. Las mejores fuentes de colágeno son la gelatina, los huevos, las lentejas y el centeno. Prueba a hacer mermelada casera de arándanos y papaya, u otras frutas según tu gusto, con muchas hojas de gelatina. Si te lo vas a comer en pocos días, puedes hacerlo sin hervir, simplemente triturando la fruta, añadiendo la gelatina deshecha en agua caliente y, según te apetezca, un poco de miel o azúcar de coco. En botecitos con tapadera, puedes guardarlo en la nevera hasta unos 10 días.

Una recomendación especial para los deportistas y las personas mayores es el amaranto. Este poderoso cereal era el arma infalible de los incas y los aztecas para disfrutar de una salud de hierro. El amaranto no solo favorece la formación de colágeno, sino que además nos proporciona una buena cantidad de calcio, hierro, zinc y magnesio. Prepararlo es muy sencillo: solo hay que cocerlo 20 minutos aproximadamente con el doble de agua que de amaranto (del mismo modo que el arroz), y dejarlo reposar unos 10 minutos. Otra opción es hacer repostería o pan con harina de amaranto.

Con todo lo que sabes ahora, no debería fallar nada. Las condiciones para que seas feliz y tengas salud y bienestar hasta una avanzada edad son óptimas. ¡Disfruta de la vida!

...PROBAR

- **El mejor cuidado para la piel desde la antigüedad:** crema de leche. Haz tu propia crema corporal mezclando 50 ml. de leche entera (a temperatura ambiente), 100 ml. de aceite vegetal (por ejemplo, aceite de almendras) y ½ cucharadita de miel. Es perfecto para el cuidado de la piel, y además tiene un efecto curativo y antibacteriano. Guárdalo en la nevera.

- **Receta secreta de belleza:** aceite de sésamo, de argán, de zanahorias y de pachulí, mezclado extracto de sándalo. Esta mezcla mimará, protegerá, revitalizará y rejuvenecerá tu piel de un modo mágico.

- **Beber juventud:** zumo de grosella negra. Puro o mezclado con agua mineral, es siempre un refresco maravilloso. Un par de botellitas no pueden faltar en la estantería antiedad de tu armario de elixires mágicos.

- **Fuente de la juventud de Argentina:** té de mate (incluso frío, un verdadero placer). Sus múltiples efectos lo convierten en un auténtico tónico rejuvenecedor.

- **Fuerza y energía hasta bien mayores:** el efecto de la baya ashwagandha es increíblemente variado. Promete más energía, menos fatiga, mayor calidad del sueño, un sistema inmunológico más fuerte y más apetito sexual. Alivia la ansiedad (es un antidepresivo natural), y además rejuvenece.

- **Poderosa bebida:** un vaso de zumo de saúco tiene el mismo efecto protector que 15 vasos de zumo de uva roja o 55 vasos de zumo de manzana.

- **La leche antiedad:** la leche de yegua es un milagro rejuvenecedor. Contiene todo lo que mantiene el cuerpo joven, sano, en forma y con buen aspecto.

- **Cuida por dentro y por fuera:** puedes elegir si usas el aceite cosmético de argán para el cuidado de tu piel o el aceite comestible en ensaladas.

- **Desde hace siglos:** aloe vera, en gel (cosmético) o zumo. Ya una diminuta cantidad es suficiente para disfrutar de su poderoso efecto rejuvenecedor.

- **La fruta de la juventud eterna:** papaya seca. Tenla siempre a mano, pues es un perfecto tentempié antiedad. Y si quieres algo de variedad, los anillos de piña seca también son muy prometedores.

- ***Smoothies* antiedad:** la base de estos batidos siempre son frutas o verduras frescas. Los ingredientes adicionales anti-edad más destacables son la leche de yegua, coco y almendra, el zumo de aloe vera y de granada, las bayas de acai y arándanos. Y también es ideal el cacao sin azúcar, el jengibre, la cúrcuma, el café verde, la lecitina, el tomate, la canela, la maca, los pistachos, las almendras, las avellanas, la raíz de yam y el ginseng, todo ello en polvo. Para los paladares dulces, se puede añadir una cucharadita de miel o de azúcar de coco.

- **Colágeno rejuvenecedor:** es bueno comer gelatina de vez en cuando. Con ella puedes hacer deliciosos postres, mermeladas y patés de carne o marisco. Las lentejas y la avena son también buenos proveedores de colágeno.

- **Para empezar un «día joven»:** puré de frutas con gelatina y miel (o azúcar de coco), sin azúcar y sin cocinarlo. Ideales mezclas de frutas: arándanos con papaya, o piña con bayas de acai y un poco de maca en polvo.

- **El grano energético:** amaranto en grano o harina de amaranto. Este cereal es la alternativa perfecta para sustituir el arroz, y la harina para hornear. Una auténtica arma milagrosa.

- **Energía masculina:** nueva energía, bienestar físico y más apetito sexual son los efectos que nos regalan el polvo de maca y los productos con un alto contenido de L-arginina, como los pistachos, las pipas de calabaza, las almendras, las avellanas, las gambas, las sardinas, el queso edam y el zumo de granada. Ocupan poco espacio en el armario de elixires mágicos pero dan grandes resultados.

- **Disfrutar del amor:** el hongo cordyceps y la raíz de yam prometen un aumento de la libido femenina, junto a otros efectos antiedad. Ambos elixires son más fáciles de encontrar en forma de preparado nutricional (en polvo o pastillas)

- **La mejor receta:** ámate a ti mismo y a tu edad.

Epílogo
y agradecimientos

No hay nada más fascinante en la vida que descubrir las fuerzas y posibilidades que poseemos cada uno de nosotros. Incluso en situaciones difíciles, siempre hay un camino hacia la felicidad, la salud y el bienestar. Los sistemas de navegación para encontrar ese camino son nuestro cerebro y nuestro corazón. Las sabidurías de la vida adecuadas nos ofrecen orientación, mientras que la nutrición es nuestro carburante. No creas en cuentos, falsos consejos y modas pasajeras, sino en las personas que para ti son un buen ejemplo, pues, independientemente de su edad, irradian una contagiosa alegría de vivir, y de las que a menudo piensas: «así me gustaría ser». Evita todos los extremos y las ambiciones equivocadas. Nunca pierdas la esperanza, y no permitas que te impidan hacer lo que consideras correcto y necesario. Y no lo olvides: la felicidad no es un regalo de los dioses ni un milagro, sino cuestión de tu actitud mental.

Este libro debería contribuir un poco a que tu vida se convierta en lo que deseas. Si a partir de ahora te resulta más fácil conseguirlo, ese será el modo en que te doy las gracias por haberlo leído. También quisiera dar las gracias de todo corazón a las numerosas personas de este mundo que, directa o indirectamente, me han ayudado a escribir este libro con una inmensa convicción y motivación.

Quisiera finalizar el libro con un maravilloso texto de mi mujer, la escritora española Cristina Jimena, autora de las novelas *Y de pronto cambió mi vida* y *El Club de la Gente Feliz*. A ella le dedico mi especial agradecimiento por haber hecho posible que este libro sea tal como es. Gracias a su naturalidad, su contagiosa alegría, su increíble don de ver el lado positivo de las cosas y el talento de ir por la vida con una sonrisa, disfrutándola a tope pero sin exageraciones, ha sido para mí una permanente fuente de inspiración.

La felicidad está en ti de Cristina Jimena:

«Por fin un día comprendes que no encontrarás la felicidad luchando por alcanzar lo que deseas, ni esperando a que te caiga del cielo, pues quien lucha está en guerra y quien espera deja su vida en manos ajenas. Por fin un día comprendes que encontrarás la felicidad en cuanto dirijas tu mirada en la dirección correcta: hacia tu interior. La felicidad está en ti. Nadie puede dártela ni arrebatártela, si tú no lo permites.»